自閉症考現箚記

石坂好樹

星　和　書　店

Seiwa Shoten Publishers

2-5 Kamitakaido 1-Chome
Suginamiku Tokyo 168-0074, Japan

Autism:
Changes of the Consept in History

by

Yoshiki Ishisaka, M.D.

目次

その一　野生児の假面

一　亜種としての野生児　3

二　野生児の実像　22

(一)　アヴェロンの野生児、ヴィクトール　22

(二)　闇から現れたカスパー・ハウザー　37

(三)　狼っ子カマラの生涯　46

三　野生児問題の背景　61
四　野生児の帰還　67
その二　精神病への囲い込み
一　精神病の登場　87
㈠　精神病の定義について　87
㈡　「精神病」ということばの由来　91
㈢　ヤスパースの精神病の概念　96
㈣　現在の「精神病」の概念　107
二　スキゾフレニアの牽強附会　115

三　自閉症の發見　133
四　混沌とした精神病概念への埋没　145
㈠　カナー以後の外国の状況　145
㈡　わが国の状況　152
五　發達障碍の衣装を纏った浮上　165
あとがき　175
参考文献　192
索引　196

その一　野生児の假面

一　亜種としての野生児

認識論の一つに、プラトンのイデア論がある。洞窟の入り口で奥に向って坐ると、背中の方から射し込んで来る光が洞窟の奥の壁面に物の影を宿す。われわれはこの影を現実の物として認知しているのであり、本當の形つまりイデアは認識できない。これが、プラトンの主張であった。この認識論は、素朴な譬喩であり、日常生活の実在を信じているわれわれにとって、一笑に附してよいものであるように思える。しかし、少し真面目にこの問題を取り上げると、事はそれほど簡単ではない。デカルトの懐疑やカントの不可知論の背後に、静かにプラトンの思想が潜んでいる。現在でもプラトン主義を唱える人はいる。ペンローズ(104)も、自らをプラトン主義であると言明し、数学的イデアが存在するという。確かに、マンデルブローの集合がコンピュータの画面に現れるのを見るとき、数学的イデアが存在するのではないかとの思いに、われわれは捕われる。

プラトン主義は、物の本質そのものを認識できないとする相対主義の立場を取る。もっとも、プラトンは修練を積めばイデアを把握できるようになるとも述べているのであるが。物の本質を認識できないとしても、われわれはわれわれに固有の認識様式で外的世界を認知する。カントは物自体が不可知であるといいつつ、認識のための先験的様式がわれわれに備わっているため、物の認識が可能であると考えた。例えば、彼は「私は現実的な印象を通じて対象から触発されるが、しかし私の直感は私の主観においてかかる現実的印象に先立つところの感性的形式をしか含んでいない」(66)(六九頁)と述べた。ポパー(108)は、「知性はその法則を自然から引き出すのではなくて、知性が自由に作りだした法則を自然に課そうと試みる――それが成功する度合いは様々であるが――のである」(三一九―三二〇頁)と述べた。そして、その法則は、絶えず検証されねばならないのであり、反証可能でなければならないというのがポパーの主張であった。

しかし、認識の相対主義にはさまざまな側面があり、われわれのもつ観念あるいは物についての概念は、歴史的社会的な構成物であるとする考えもある。「狂気」の概念やその処遇方法が、歴史的社会的構成物であることを、フーコー(33)は明らかにした。また、「精神薄弱」に関しても、その概念や処遇方法がやはり社会的構成物であることを、トレント・ジュニア(139)は明らかにしている。龍や妖精やユニコーンは社会的構成物としての概念の例である。

かつてというか、ほんの五十年ほど前まで、「野生児」という〈概念〉があった。

人間社会から離れ、野生の動物に育てられた、あるいはそれらと共に生活したとする逸話自体は、大昔からあった。ギリシャ神話には、動物に育てられた多くの神がいる。主神ゼウスでさえ、ヤギの乳で大きくなったとされている(87)。言い傳えによれば、ローマはロムルスとレムスの兄弟によって建国されたのだが、彼らは狼の乳房を口に含んで成長したらしい。わが国でも、酒呑童子を源頼光らとともに成敗した坂田の公時(53)は、ヤマウバの子どもであり、子どものころはクマをはじめとした動物を相手にして生活をしていたと、昔の人びとは信じていた。野生の獣との生活は、彼らの特殊な能力によって可能であったのか、それともそのような生活が彼らの驚異的な能力を育て上げたのかは、今となっては明らかにする方途がない。ただ、彼らが豪胆で機知に富み、類稀な力を持っていたことだけは確かである。少なくとも、人びとはそのように考えたのではないであろうか。

これらの異能は、異界の中でこそ育まれるのであり、その異界とは昔々は森の中にあった。だからその頃、森の中で動物と暮らす人はいても、野生人という概念は存在し得なかった。

だが、啓蒙の時代にあっては、森の彼方は異能の世界ではなく、未開の世界となった。そして、この時に野生人あるいは野生児の概念が確立する。コンディヤック[20]は、一六九四年にリトアニアとロシアにまたがる森の中で發見された熊と一緒に生活していたとおぼしき十歳ぐらいの子どもの話を、著作に書き記している。その子どもは、「理性の刻印をまったく示さず、四つ足で歩き、一切の言語を持たず、普通の人間の声とは似ても似つかぬ声を上げた。彼がことばを發するようになるまでには長い時間がかかったし、話せるようになってもなお、その話し方は非常に野蛮なものであった[20]」（下、一九八頁）。

コンディヤックは感覚を認識の構成要素の第一とし、さらに感覚を通しての経験こそがあらゆる観念を形成すると考えていた。彼の思想では、人間と動物の違いは一つ、人間がことばを話すことであり、「記号使用こそがわれわれの持つあらゆる観念の種子を發芽させる原理である[20]」（二三頁）から、社会の中にあってことばの使用を経験しない限り、その人間に観念も生じようがなかった。この考えはいささか循環論じみていて、では最初の人間はどのようにしてことばを使用したのかが不問に附してある。この點を尋ねられると、多分コンディヤックは神の創造を口に出すのであろう。野生児は人間社会での生活をしていないがゆえに、言語を話せず、人間ではないという判断は、彼にとっては當然の思考結果であったであろう。この時期、野生は異能の人の住む場所ではなく、未開の地なのであり、そこは人間的知識あるいは人間的経験によって、光が齎《もたら》されねばならない場所となっていったのである。そのような思想によって、どのような残虐行為がおこなわれていたかは、歴史上明らかになっている（例えばカサス[18]を参照）。十九世紀前半の南米でもまだそのような行為は持續しており、ダーウィン[24]が現地での見聞を記録している。インディオに対するスペイン人の残虐な行為に批判的であったダーウィンではあるが、彼自身、南アメリカ最南端で生活するフェゴ人に対して次のような感想を持っていた。「蛮人と文明人との間にこれほどいちじるしい隔たりがあるとは信じられなかった。人間には改善の能力があるはずだから、この差は野獣と家畜との差よりも更に大である」[24]（四八頁）。ビーグル号には三年間イギリスで教育を受けたフェゴ人が乗っており、ダーウィンは彼らと船上で生活をともにしていたのであるが、「私ははじめて出会ったあのみすぼらしい下等な蛮人と彼（同舟のフェゴ人の一人）とが、同じ人種であるはずのことが、またまた疑いもなく同じ性質を分けあっていることが不思議に思われた(24)」(五四頁)と述べた。彼もまた啓蒙の思想を保有していたのである。

その少し後でも、ダウン症候群の發見者として、その病名に自らの名を残しているダウンは、人種的違いを基盤にして白痴を分類しようとしていた(63)。ダウン(28)が自ら發見し、今ではダウン症候群といわれている精神遅滞を伴う症候群を、親の結核による子どもの退行の例であると考え、彼はこれに蒙古症という名前を附けたのであった。

だが、この時期でもコンディヤックの思考様式のすべてを人々が共有していたわけではない。特に今示した彼の思考様式の後半の部分に反対する異端者もいたのである。啓蒙の時代にあって、人間の不平等を生み出した文明を呪詛し、生命と自由こそは自然が人間に贈った本質であると考えたルソー(113)は、「人間不平等起源論」の中で、野生児のことを記載している。コンディヤックの記載したリトアニアの熊少年に加えて、一三四四年に發見された狼に養われた少年、そして一七一九年に發見されたハノーバーの未開人、およびピレネーの二人の未開人を書き加えたのである。つまり、ルソーによって五例の野生児が記載されたことになる。ルソーの考えた野生児は、四つ足で歩行するか、二足歩行が困難で、何の言語も持たないのであった。ルソーの理想とする人間は、単独で森の中に生活する自由な存在であったから、未開はコンディヤックと違って否定的な意味を持っていなかった。むしろ野生に帰ることが望まれたのであり、その一つの象徴はボルネオのオランウータンであった。オランウータンはルソーにとって、猿と人間の中間に位置する本當の未開人なのであった。

カントは、「啓蒙とは何か」と題した論文の中で、「啓蒙とは人間が自分の未成年状態からぬけでることである」(67)（七頁）と述べ、そのために悟性の使用を推奨した。つまり、人間が自ら悟性を使用して成長し、大人になることが啓蒙なのであった。しかし、啓蒙概念が、個人の内面の問題ではなく、歴史的あるいは地理的次元の問題として措定されると、その意味は大いに異なってくる。啓蒙の時代とは、文明と未開の攻防の中で、少しづつ文明が未開を力づくで征服して勝利を得つつある過程であった。

そのような思想的状況の中で、アヴェロンの野生児が出現する。ただ、この事例についていささか考察を加える前に、野生児の歴史をもうすこし後まで、辿っておこう。

野生人という概念を科学の中に導入したのは、分類学者リンネである。(159)彼は、分類学者の理念に従って、自然界に存在するすべてを分類しようと試みたが、一七五八年に刊行された彼の主著

『自然の体系』の第十版（一七五八）で、次の例を野生人としてあげた。

一、Juvenis Lupinus Hessensis（一五四四）
二、Juvenis Ursinus Lithuanus（一六六一）
三、Juvenis Ovinus Hibernus. Tulp Obs. Ⅳ（一六七二）
四、Juvenis Bovinus Bambergensis Camerar
五、Juvenis Hannoverianus（一七二四）
六、Lueri Pyrenaice（一七一九）
七、Puella Transisalana（一七一七）
八、Puella Campanica（一七三一）
九、Johanes Leodisensis. Boerhaave

コンディヤックからルソーを経由してリンネに至る十年ほどの間に、野生人は九例にまで増加した。そして、増加するに従い、野生児は、哲学的考察の対象ではなく、博物学の対象となった。

人間ではなく野生人（Homo sapiens ferus）という分類概念の中に入れられたのである。[161] 分類し、區分する対象、つまり分析と操作の対象となったといってよい。野生人は、リンネによると、四足歩行、ことばを持たない、毛で覆われているといった三つの特徴を持つ、[160·161] 猿と人類の間にある亜種とされたのであった。

アヴェロンの野生児を一八〇〇年に最初に観察し、記録を附け、そしてパリに送ることを政府に進言したのはボナテールであった。[78] 彼もまた博物学者であり、當時アヴェロン県の中央学校の教授であり、かつ神父でもあったが、博物学者としてこの野生児の状態の詳細な記録を残した。それだけではなく、彼はリンネの事例に二例を加えて、十一例の野生児を列挙することとなった。アヴェロンの野生児はボナテールの列挙した野生児の最後の事例であった。しかも、それ以前の事例はいずれも風評か不十分な記録しか残っておらず、このアヴェロンの野生児こそ、観察し、記録するに足る唯一の事例であった。それゆえ、できるだけ科学的に、しかも直接的に野生児を観察する機会を、この博物学者が見逃すはずはなかった。ボナテールがリンネの事例に新たに加えたのは、次のようなものである。[122]

十、Puella Karpfensis（一七六七）
十一、Juvenis Averionensis. Anno Reipubulicoe Gallicoe octavo

十九世紀になっても野生児の報告例は増えていった。しかし、新しく發見された事例は、いくつかの事例を除いて、非ヨーロッパ世界で發見されたものであり、特にインドでの發見が多かった。ヨーロッパの森は、すでに闇の部分を持たなくなっていた。同時に植民地のインドの森の闇が次第に消えつつあったのである。二十世紀になって、ヴィング[159]が、インドのミドナプールの狼少女の發見に刺激されて、野生児の事例を調査したときには、三十一の事例を挙げることが可能になっていた。さらに二年後、彼が検討した野生児は三十五例となっていた[160]。しかも、彼はこれらの事例を野生児とはしないで、「隔離による痴呆」(dementia ex separatione）とすべきであるとした。この時點で、野生児には「痴呆」という状態像だけでなく、隔離によるという原因論が付與されたことになる。

その後も、野生児の報告は引き續いておこなわれた。その結果、マルソン[87]が、野生児についての書物を著した際、彼は五十三の事例を数えることができた。そして、それらには、シリアやテヘランでの發見例が含まれていた。マルソンは、「人間の行動は、動物の行動と違い、『種の遺傳』に負って」（八頁）おらず、「それぞれの個人にとって共通するものと認められているのは可能性の構造であり、社会的状況しだいで変わる蓋然性の構造である」（九頁）と主張する環境因論者である。その彼が調べた五十三の事例のほとんどが、不確かな情報に基づくものであって、確実に野生児とみなしうる例として、わずかに三例を挙げられると彼は主張した。マルソンが野生児であると確実視したのは、アヴェロンの野生児とカスパー・ハウザーとカマラである。それ以外の野生児にまつわる話の多くは風説の域を出ないものであった。マルソンの記載した最後の野生児は、一九六一年に發見されたテヘランの猿少年であった。

その後は野生児への関心が失われ、事例もほとんど報告されなくなった。世界中の森が、闇をなくしたのと、レヴィ＝ストロースが、[79]「人間は生物学的存在であると同時に社会的個体である」（上、五六頁）と述べたように、未開の人間など存在せず、人間はそれぞれおかれた環境の下に言語と知識の体系を形成することを明らかにしたからであろうか。未開の思考は、文明下にある思考と、対象とする物や知識体系の形式に違いはあれ、優劣をつけられるものではないことをレヴィ＝ストロース[81]は論じている。

ここで、マルソンの挙げた著名な三例の野生児を幾分詳しく検討する前に、野生児がどのように考えられていたかを、整理しておきたい。

すでに述べたように、コンディヤックは、感覚を通した刺激、特に言語的刺激を経験しない状態が野生児であると考えた。これは彼の哲学の野生児への外挿にすぎない。リンネは猿と人間の間に野生人という亜種があると考えた。リンネは野生人を実際に観察したことはなかっただろうが、分類すべき対象として、そのような概念を作り上げたのである。四足歩行、ことばを持たないこと、そして毛で覆われていることという、三つの特徴を持つ野生人という概念は、彼の分類学による論理的強制の産物というべきであろう。

アヴェロンの野生児こそが、初めて十分に観察される対象であった。しかも、この時期、事物は分類され、そのうえで、それぞれの箇所に収容されるようになっていた。人間とて、例外ではなかった。フーコー[33]によると、狂人はこの時期、つまり王制から革命に至る時期に犯罪者や浮浪者といっしょに隔離されていた収容施設から、施療院に分離収容されるようになっていた。狂人を鎖から解放したピネルは、同時に狂人を施療院に分離収容するのであった[33]。その背後には、精神の病に対する分類学があった。ピネルは「偉大な疾病分類学の創始者[157]」といわれることもあれば、「ソーヴァージュの『疾病分類学』からピネルの『疾病論』に至るまで、分類学的原則が医学的学説を、さらには実践までを支配する[34]」（二〇頁）時代の、最後の疾病分類学者であるといわれたりする。ピネルは医学的分類学の大家であったのである。一七九八年にピネルが出版した「哲学的疾病記述論」には、「あらゆる疾病の五大分類と、とりわけ精神疾患の四つのタイプ、すなわち、躁病（manie）、うつ病（melancolie）、痴呆（demence）、白痴（idiotie）[78]」（六八頁）が記述されていた。

ピネルは、「革命と恐怖時代においてビセートルとサルペトリエールの医長をつとめ……ナポレオンの皇帝顧問となり……ブルボン家の者が復位するとまた熱心にこれに仕えた[157]」ように、すこぶる現実主義者であった。一八〇〇年當時、彼はビセートルとサルペトリエールの医長であったために、アヴェロンの野生児の診断を要請された。分類学的医学の「医学的な読みは、病人を括弧に入れるためにしか、彼を考慮に入れてはならないので[34]」（二五頁）あって、分類学的医学の大家であり、かつ現実主義的であったピネルはその冷徹な目で野生児といわれる子どもの診察に當った。彼は子どもの状態を詳細に観察し、体の状態も調べた。その結果、彼は自らが施療院に収容している「白痴」の子どもの持つ特徴を、この子どもも持っていることに気づいた。そして、十四人の子どももあるいは大人の事例を挙げ、それらとアヴェロンの野生児との類似を指摘し、アヴェロンの野生児は「痴呆あるいは白痴」であると診断した。

ちなみに、幼い時に痴呆や白痴を生じさせる原因とピネル(105)が考えた事柄には、てんかんの合併や、くる病を別にすると、一、妊娠もしくは出産時に母親が体験した激しい恐怖、二、寄生虫による病気のために、幼い時におそわれた恐怖もしくは痙攣、三、第一もしくは第二生歯の辛い激烈な苦痛、の三つがあった。母親の体験した恐怖や幼児が体験する恐怖や苦痛といった事柄は、現在の概念枠では心理的要因の範疇に入る。ピネルは彼の意に反して、児童期の痴呆あるいは白痴の原因として、心因あるいは環境因を考えていたことになる。心因によると考えたのであれば、白痴には治療の可能性があるとみなすべきではないかと、現在のわれわれは考えるであろう。しかし、ピネルは彼の経験から白痴が治癒可能とは考えておらず、アヴェロンの野生児に対してもそうであった。ピネルはアヴェロンの野生児を「貧困の状態に陥った非人道的な両親がこの子が九歳から十一歳ぐらいのころに、教化不可能なものとして、彼らの住居から遠くはなれたところに遺棄した」(一六八頁)のであろうと推測したのである。ピネルは當時の哲学的理念に影響されない。この考えは、この野生児を最初に観察した博物学者ボナテールの考えと同じであった。ボナテールもまた、一八〇〇年の報告書でこの野生児に白痴状態を認め、このことが教育の障碍になるのではないかとの不安を表明していた(78・122)。

このような否定的見解に対して、異を唱えたのがイタールであった。彼は當時二十五歳であり、その頃、シカールが校長をしていた国立聾唖学校の整形外科医であった。シカールは、それまで知性がまったくないと考えられていた聾唖者に手話によるコミュニケーション法を開發し、聾唖者にも知性があることを明らかにしたレペの後継者であった。野生児がパリに連れてこられて、ピネルの診断を受けた後、人間観察家協会は、観察と療育のために野生児をシカールの手に委ねた。しかし、この野生児は彼の手話教育にまったく反応せず、シカールはうんざりしていた(122)。聾唖学校で、野生児は事実上放置状態にあった(123)。啓蒙主義が、野生児を森の中から強奪し、パリの聾唖学校の空間に閉じ込めたのであった。

シカールが野生児をもてあましているのを見て、イタールは自らの哲学の正しさを證明する仕事に取り掛かった(78)。彼はピネルの白痴説に反対し、「見かけ上は白痴だがその原因と治癒可能性の二點を考察するという希望(55)」を持って、野生児の教育を開始したのである。コンディヤックの「人間が持つ諸観念の最大の基盤は人間相互の交わりにあるのだ」という文章を、自著の小冊子の裏に引用するほどコンディヤックに傾倒していたイタールは、コンディヤックの哲学に依拠しつつ、目の前の子どもが人間社会での経験の欠如による状態であると考え、その状態は、生来の白痴ではなく治癒可能であると考えたのである。イタールはピネルと同じく環境因論者であったことになるが、ただ、彼はピネルの考えになかった「人間相互の交わりの欠如」を原因と考えた。そのことによって治療教育を試みることが彼には可能であると思われたのかもしれない。あるいは、この果敢な企ては、ピネルに対抗意識を持つ若さのなせる業であったであろうか。

イタールの弟子であり、またローマ法王ピオ第九世からは「白痴教育の使徒」[139]と呼ばれたセガンは、イタールが一八三八年に世を去った八年後に、白痴の治療に関する大冊を著したが、そのなかで、「この少年は、イタールが考えたように野生児であったのか、それともピネルが彼の報告で主張したように白痴であったのか。この問いはわれわれにとって、また私の優れた師の記念にとって、どれほど重要であろうか[121]」（一一三頁）と書いた。野生児か白痴かという問いは、重要なものではない、治療教育を試みたことが重要であったというのである。確かに、白痴は治癒可能であるとの考えを提唱するセガンにとって、野生児であるか白痴であるかは大して問題にはならなかったであろう。イタールから受け継いだ教育法こそが重要であったからである。また師に対する尊敬の念による遠慮も幾分あって、そのように書いたのかもしれない。その後、アメリカに渡ったセガンは、その地で白痴の教育と治療に関する著作を出版したが、そのときには、イタールが野生児の教育に失敗したのは、野生児が白痴であると信じなかったからであると述べた。[122]フランスの地をよんどころなく離れざるをえなかったセガンは、異国の地アメリカでは、自らの師に対して以前より厳しく、批判的になっていたのかもしれない。セガン[122]は、白痴を「頭蓋－脊髄軸の特殊な欠陥であり、胎内および生後一ヵ月以内における栄養状態により發生するものである」と考えていた。そこで、アヴェロンの野生児が白痴であったとすれば、セガンの考えの論理的帰結として、この野生児は周産期の栄養状態がよくないために白痴になったことになる。つまり野生児は師であるイタールの考えた人間相互の交わりの缺如による状態ではなく、ピネルの考えたように、ある程度成長した後に遺棄された子どもであったことになる。

しかし、白痴の治癒可能性を提唱したセガンの考えがアメリカで取り入れられていたこの頃、野生児の概念が消失したわけではない。それは知的な遅滞が何によって齎されるかについての考えによって、左右されるからである。セガンの白痴に関する病因説がそっくり受け入れられたのではなく、しばしば環境因説も主張されたからである。一八八八年にはラウベルグが隔離性痴呆という用語を造り出し、トレッドゴールドは隔離性白痴（Isolation Amentia）という用語を一九二〇年に造り出した[159・160]。その後もヴィング[160]は、野生児の存在を積極的に認め、一つの科学的問題として確立させたいと望み、「孤立という要因は、アヴェロンの野生児の知的遅滞を十分に説明すると考えられる」（一二頁）と述べた。

すでに述べたことであるが、マルソン[87]は、野生児の状態を環境因によると考えた。しかし、レヴィ＝ストロース[79]は、野生児は「生まれつき異常児であり、ほとんど異論の餘地のない低能さに、かれらが捨てられた原因を求めなければならないのであって、時々それが期待されたことであったような、捨てられた結果、低能になったとみなすことはできない」（五八頁）と述べた。ピネルが百五十年前に述べたことが、ここで再び繰り返し主張されているのである。だが、これによって、野生児論争が終焉したのではなかった。一九七六年でも、アヴェロンの野生児の状態は、「野生の中で孤立していたことの結果[78]」という人は、まだ存在していたのである。一九八〇年當時でも、シャタック[123]はアヴェロンの野生児を「社会と隔離したために機能的退行をした」子どもであると論じた。そこで、野生児が社会との隔離による機能的發達停止あるいは退行状態であるかどうかを検討するために、マルソン[87]が、典型的な野生児としてあげたアヴェロンの野生児、カスパー・ハウザーおよび狼っ子カマラの三つの事例を、もう少し詳しく見てみることにしよう。

二　野生児の実像

（一）アヴェロンの野生児、ヴィクトール

一八〇〇年フランスの南部のアヴェロンで野生児が捕獲された。実はこの野生児はもっと以前に目撃されていた。正確には一七九七年に、南中央フランスのラコーヌで数名の農民が、森の中を裸で走っている少年を見かけた。[78] 翌年の一七九八年にこの少年は樵夫に捕らえられた。そして、ラコーヌの村に連れてこられたが、隙を見つけて森へ逃げ去った。その翌年の一七九九年七月に、

猟師が同じ森でこの少年を再び見つけ、木に登ったところを捕らえたが、またもや逃亡した。その後この少年はこの地域をさまよい、時おり農家に入って食べ物をもらい、日中は川で泳いだり、木に登ったり、四つ足で猛烈な速さで走ったりするのを、農夫にしばしば目撃された。一八〇〇年一月八日、空腹に耐えかねて染物業ヴィダールの作業場に近寄ったところを、またしても捕えられた。少なくとも三年間、この少年は森と村の境で生きていたことが確認されているのである。ところが、三度目に捉えられて以後、この少年が再び森に帰ることはなかった。

最後に捉えられたときに、博物学者ボナテールが観察したこの野生児の状態は、以下の通りであった。(78)

外形はどこといって他の子どもと違うところがない。体毛が多いということはない。

歩くときあるいはいくらか速く進むとき、身体を左右に揺さぶる。速く走るときは前かがみになる。膝も硬くなっておらず、かさかさしてもいない。四つん這いでの移動は一度だけ観察されていて、それは疲れ切った時だけであった。

四つ足で走ることは観察されていない、体毛が多いということもないと書いたボナテールの念頭には、明らかにリンネの野生人の概念があったはずである。

坐っているとき、また食べているときでさえ、のどをならしたり、不明瞭なつぶやきを發する。

動物的な音声表出しかせず、言語によるコミュニケーションが缺如していることに、ボナテールは注目している。リンネの野生人はことばを話さないという特徴をもっているはずであった。

彼の諸器官は正常で、感覚も健全である。しかし、自分に向けられたどなり声や質問に対して振り向きも応答もしない。

光る物が彼の注意をひきつける。ぴかぴか光る物ならなんでも好きである。

感覚に関しては、嗅覚と味覚がとくに發達している。ただ、寒さに無関心であり、かつ暖かさの心地よい効果に喜びを見出す。

まったくことばをもたず、自分の言い分を聞いてもらうために、もっぱら叫び声や不明瞭な音声による、ごく少数の生まれつき知っている身振りを使用する。だが、捕らえられてから他の規則的な身振りを学習した。

このボナテールの記述から、この少年は明らかに何らかの方法で意思傳達を図ろうとしていたことがわかる。話しことばはないものの、簡単な身振りの使用は行ったらしい。

自然的欲求と同じように緊要なものとなる人為的な感情も、慣習的欲求も知らない。

彼は誰にもなつかない。誰をも愛さない。

自分の中に閉じこもり、自分の周囲にあるものへ彼の生活を擴大することは決してない。

ここではこの少年には情緒的接触が缺けていることが書かれている。今で言うと自閉的な状態なのであった。

次にイタール[55]の観察した状態を抜書きしてみよう。イタールが記述した内容とボナテールの記載内容が一致しないこともある。

絶えず身体を揺すり續け、痛にさわる人に噛みついたり引っかいたりして、世話をしてくれる人にまったく情愛を示さない。あらゆることに無関心で、何にも注意を向けない。コミュニケーションの手段をまったく缺いている。無感動で陰鬱な状態から、これといった動機もないのに突然止めどもない大笑いへと移る。どのような愛情も受け附けない。

感覚器官の感受性の乏しさ、皮膚や触覚器官が、寒さだけでなくひどい熱に対してもぜんぜん感受性を示さない。

この箇所は、ボナテールのものと一部異なっている。寒さに対する無頓着さは同じであるが、熱さに対する感受性をボナテールは観察していた。またイタールの観察によると、この少年はコミュニケーションをはかろうとしない。一方で情緒的接触の缺如が示され、これはボナテールの観察したものと同じである。

水面をじっと見つめ、枯葉などを投げ入れながら無表情な顔やしかめっ面が、だんだんと悲しみの表情や物思いに沈んだ表情に変わる。

煌々とした月明かりが部屋に差し込むと、目を覚まし、窓辺に立つ。

どのような看護にも無感動で欲求に驅られると人に近づき、欲求を満たすとその人から離れていった。

イタールはボナテールが記載していないヴィクトールの特徴を記述している。家具や道具が散らかっていると、いつもの場所に置き直し、壁の掛け物の位置が入れ代わっていると自分で直すまで安心できないといった、物の配置へのこだわりである。これをイタールは潔癖趣味と呼んだ。後にこの特徴を利用して、イタールはヴィクトールのことばの訓練を行っている。

ところで、レイン(78)は、ナポレオンの侍従の覚書をも引用している。それによると、イタールはヴィクトールを當時の著名人であるルカミエール夫人のサロンに連れて行った。ヴィクトールを上流階級の人びとに見せるためである。ヴィクトールはその場に出された食べ物を食べたいだけ食べて、周りの人びとを無視し、くすねたご馳走をポケットに詰め込むだけ詰め込んで、静かにテーブルを離れた。ヴィクトールは芝生をウサギのような速さで駆け抜け、途中で服を脱ぎ捨て、下着だけで並木道に出ると、そこで下着も破り捨て、リスのように近くの木にやすやすと駆け上り、木から木へと飛び移って逃げた。最後に庭師が桃のかごを見せて木から降りたところを、この野生児は捕らえられたということであった。イタールの下心のある目論見、つまり上流階級から評価を得ることは、無心のヴィクトールによって見事に挫折させられたのであった。それにしても、この記事にも野生児幻想がちらついている。ヴィクトールがウサギのように(四つ足でか）驅け抜け、木から木へとリスのように飛び移ったとは到底考えられないからである。人びとは、野生児であるから、これくらいの行動はするであろうとの豫斷で記事を書いたのであり、當時の讀者もそれを望んだのではないであろうか。

この野生児に關するボナテールの記述もイタールの記述もほぼ同じようである。ボナテールの觀察はさすが博物学者のものであり、体毛が多くないとか四つ足で移動しないといった記録は、野生人かどうかの確認をおこなうためのものであり、それ以外の點ではイタールのものとほとんど違わない。われわれの興味あるいは關心にそってこれらの記述をまとめてみよう。対人関係については、ボナテールによると、話しかけに反応せず、誰をも愛さないしなつかない。あるいは周囲に無関心で何にも注意を向けないとある。イタールもまた、どのような看護にも無感覚で、人の關わりに無関心であったと記載している。野生児であるという先入見を持たずにこの状態を觀察すれば、カナー(59)のいう、極端な孤立ということばが浮かぶ。

感覚に関しては、ボナテールは嗅覚と味覚の特別な發達を指摘しているが、イタールは感覚器官の感受性の乏しさを指摘した。ただ、イタールの記述の中に、耳元で鉄砲を撃っても反応しないのに、好きな胡桃を割る音にはすばやく反応するといった矛盾した記述もあり、感覚の異常というべき状態の存在が窺われる。また、ことばがなく、ボナテールによると、わずかの身振りや不明瞭な發音でごく限られた意思傳達をおこなったようである。常同行動については、ボナテールの記述では、光るものが好きだとあるだけである。イタールの記述では、枯葉を投げ入れ、水面をじっと見つめているとか物の配置へのこだわりがあったということが分かる。ヴィクトールには常同的行動が認められたといってよいであろう。

すでに書いたことであるが、ヴィクトールは當初野生児とされ、その後白痴とされた。もっとも、白痴の原因をどう考えるかによって、判断した人びとは二つの陣営に分かれる。一方は生まれつきのものであるとする。ピネルやセガンさらにはレヴィ＝ストロースがこの陣営に入る。もう一方には、ヴィクトールの白痴状態は人間社会からの隔離の結果であると考える一派があり、ここには、イタールやトレッドゴールドやヴィングやマルソンがおり、さらにレインもこの一派に入れてよいであろう。[123]シャタックは、アヴェロンの野生児に関する幾人かの人々の診断を論評しつつ、自らは「この少年が器官的には故障がなく、ただ何年も人間社会と隔離していたために機能的に退化したのだとしか思えない」（五四頁）と述べている。彼もまた、隔離による機能的退化派の一人である。

だが、一九四三年にカナー[59]が自閉症という新たな病気を記載してから、幾分事情が異なることとなる。カナー自身はアヴェロンの野生児を重度の精神薄弱とみなしていたが、カナーの一九四三年の論文を目にしていたはずのベッテルハイム[10]も、「いわゆる野生児たちは一部にはアヴェロンの野生児がそうだったと思われるような精神薄弱児もいるだろうが、大部分の子は重度の幼児自閉症だ」（二八頁）と書いた。アヴェロンの野生児を精神薄弱であると、この時ベッテルハイムは考えていたことがわかる。だが、その後彼は考えを変え、ヴィクトールも自閉症であると判断するようになった[11]。もっとも、ベッテルハイムは自閉症環境因説あるいは心因論を採っており、苛酷な養育環境への子どもの拒絶状態が自閉症の状態と考えるのであるから、話は込み入ってくる。ベッテルハイムの説は、自閉症ということばに囚われなければ、ヴィクトールに関する限り、ピネルの心因論的白痴説に近くなる。ただ、ベッテルハイムの説は症状形成に子どもの側の拒絶を強調するといった特異性を有している。その後、イギリスの精神科医ウィング・J[147]は、ヴィクトールが自閉症であると述べた。彼は、自閉症を環境因あるいは心因によるものとは考えていない。それゆえ、彼の論説が現在の自閉症概念に基づく最初のヴィクトール自閉症説であるかと思われる。

われわれがヴィクトールの行動的特徴をボナテールやイタールの著作から引用した際に示した

ように、㈠対人的働きかけに無関心かつ無感動であった、㈡話しことばがなく、限られた身振り動作でわずかの意思傳達をおこなった、㈢光るものへの執着や物の配置へのこだわりがみられた、といった症状が、ヴィクトールには認められた。これらの特徴を現在一般に使用されている診断体系、例えばＤＳＭ‐Ⅳ(3)に照らせば、ヴィクトールが自閉性障碍であったと判断可能である。また、感覚の異常をボナテールやイタールは強調しているが、これも自閉症児でよく見られることである（例えばウィング・Ｌ(149)）。自閉症者の手記にもこのことがしばしば記されている(54)。感覚の異常は自閉症に特異的ではないものの、自閉症でしばしば認められる(112)。ヴィクトールの水面を見つめる行為や、しかめっ面から悲しい表情への変化は、ウォルフとチェス(155)が自閉症児の特徴として記載した症状でもある。よって、われわれは現在の診断基準に依拠するかぎり、ヴィクトールは自閉症であったと判断できる。

多分ヴィクトールは歴史上、明確に状態像が把握され、公表された最初の自閉症児であろう。ヴェイラント(143)は、一七九九年にハスラムがすでに二例の自閉症と思われる子どもの診察をしたことを記している。しかし、ハスラムがその記載を公表したのは一八〇九年發刊の「狂気とメランコリーの観察」によってであったらしいから、やはりイタールによるヴィクトールの状態像の公表のほうが早いといえる。

さて、ヴィクトールは時代が変わるごとに、「白痴」「野生児」「隔離性痴呆」「自閉症」と、いろいろに呼ばれてきた。「自閉症」もまた歴史的に限定された概念であることを免れないであろう。この四つの概念の前三つはすでに歴史的な概念となっていて、今ではすでに使用されていない。早晩「自閉症」の概念も消滅すべきなのであろう。今言われている自閉症は、人との関わり方に偏りが見られるにしても、必ずしも自閉状態ではないからである。この状態を自閉症と呼ぶのは実体を反映していないだけではなく、人々に誤解を生じさせる。例えばカナー症候群といった用語に、さしあたって変更すべきであろう。

ところで、ピネルは彼のビセートルやサルペトリエールでの体験を基にして、ヴィクトールを「白痴である」と診断したのであるが、その際に参照例として十四例を提示した(106)。その中で、五番目の十六歳の男の子どもと七番目の二十一歳の青年および八番目の七歳の女の子の記載がわれわれの目に止まる。もちろんピネルはわれわれと概念枠を共有していないので、彼が注目した状態とわれわれの関心の対象が異なっているであろうし、また彼の記述があまりにも簡潔であるため、その記述が十分な議論に耐えるだけの資料的価値をもっていないことは明白である。しかし、それを前提にしてではあれ、ここでそれらの症例を紹介するのは意義のあることと思われる。

まず五番目の十六歳の男の子である。知性は、非常に限られており、身体的な欲求をする域を少しも越えない。てんかんがあるのだが、この子どもはいつも他の子どもから孤立し、たった一人で小石で遊び、それで毎日を過ごしていた。七番目の二十一歳の青年は、ことばの使用ができるが、その感情は鈍磨し顔色は青白く、無表情であった。あるとき理由不明だが泣いていて、他の子どもが跳ね回るのをみて突然大笑いしたという。食べることに関しないものは何であれ、無関心であった。八番目の七歳の女の子は、健康で知的で激しく生き生きとした視線を持っていたが、ぜんぜんことばを使用せず、脅しにもいたわりにも同じように完全に無関心で、身体的欲求に対してさえ、一種の愚鈍状態にあった。

これらの青年や子どもがことばを持たず、周りに関心を示さないといった記載は、いずれも自閉症様の症状あるいは行動パターンを思わせる。彼らの状態を見慣れていたピネルは、ヴィクトールの行動を見て、自らが日々観察している「白痴」と異なるところはないと判断したのは當然の成り行きであった。もし、これらの子どもが自閉症であったなら、ピネルがイタールに先駆け最初に自閉症の状態を記載したことになるであろう。

ベッテルハイムが、ヴィクトール自閉症説を唱えたのに対して、レイン(78)は異論を差し挾む。ヴィクトールの感情の変化が特定の出来事に関連していること、自分に優しくしてくれる人への愛着、他人を喜ばせたいという欲求、叱責に対する感受性などの感情や行動は、自閉症児の示すものと異なり、さらにヴィクトールは、彼のもつ能力の限界内ではあるが、大いにコミュニケーションを望んだとレインはいう。長期にわたる孤立のため、模倣能力が奪われてしまい、言語学習ができなかったのが、ヴィクトールなのであると、彼は主張するのである。確かにイタール(55・56)の報告の中に、ヴィクトールが身辺の世話をしてくれるゲラン夫人に愛着を示す記載があり、また褒められると満足感を表し、豫期せぬ扱いを受けて怒りを表すことが記述されている。感情表現が見られるから自閉症でないとするレインは、自閉症を、極端に孤立した、他者との感情的交流をまったく缺く状態と考えている。しかし、自閉症は偏った様式ではあっても、さまざまな感情を表出するし、人々への愛着も示す（例えばパーク(103)）。

現在でも自閉症は、原因が不明であり、症状形成の機序も知られていない病態とされている。それゆえ、その診斷は、原因あるいは病態生理によってではなく、状態像に基づいておこなわれるしかない。逆に言うと原因は問われない。すでに述べたように、現行の診斷基準、例えばアメリカ精神医学協会の診断マニュアルDSM‐Ⅳ(3)を用いれば、ヴィクトールの行動パターンは、三つの診断項目の基準を満たしているのであり、それゆえヴィクトールは自閉性障碍と診断されてよい。自閉症の症状が個々人でさまざまであり、また年齢とともに変化もするので（例えばラター(118)ら）、レインの展開する反論は、的を射ていない。

中野(95)は、「野生児と精神薄弱児、野生児と發達障碍児にも多くの重なりがあり、ベッテルハイムの假説はいささか我田引水をまぬがれない」と述べているが、重なりがあろうとなかろうと、症状的に診断可能かどうかが問題なのであり、診断基準を満たす症状が揃っておれば、自閉症と診断されてよいのであるというのが現在の精神医学の診断様式なのである。ただ、中野の參照したベッテルハイムの論文は、アヴェロンの野生児を自閉症とは述べていない論文であったから、ヴィクトールの診断については、中野は別の意見を持っているかもしれない。大井(99)もまた、ヴィクトールの行動が自閉症の症状と似ていることを認めつつも、自閉症説には無理があるとしている。これに対して、藤永(38)は、ヴィクトールが自閉症であるといわれるのはもっともなことであると述べている。

ヴィクトールは自閉症児であった。歴史的にはじめて自閉症児の状態像を記載した點で、イタールの報告は、その意義を失うことはない。またセガンに失敗と評されたイタールのヴィクトールに対しておこなった教育は、なるほど野生児の文明化には効果を発揮しなかったものの、後に見るように自閉症の療育にとっては現在的意味をほとんど失っていないといってよいであろう。この點でもイタールの報告書は歴史的な価値を持っている。

(二)　闇から現れたカスパー・ハウザー

マルソンが二番目に重要な人間社会から隔離された子どもの例として挙げたのが、カスパー・ハウザーであった。一八二八年五月二十六日、精霊降臨祭の翌日〔月曜日〕の夕方四時から五時頃の間に、ニュールンベルグのニュー・ゲートといわれる門の近くに奇妙な男が現れた。その男はきちんと直立できず、足を動かすこともできないようであったが、なんとか前に進もうとしているようであった。たまたまそこに居合わせた靴職人に、その男は一通の手紙を手渡した。ある大尉宛の手紙であった。そのためこの奇妙な男は大尉の居宅に連れていかれたが、大尉はこの男に心當たりがなかった。結局この男は警察に身をゆだねられることになった。

さて、この男の立ち居振る舞いであるが、フォイエルバッハ(30)の記載によると、周りの人がいろいろ質問してみても、「Reuta waehn」とか「Woas nit」と繰り返すだけで、十分な会話ができなかった。恐れている様子も、驚いている様子も、混乱している様子もなく、周囲のものに対して無関心で、ぼんやりと眺めているだけであった。仕草や態度は、まるで二、三歳の幼児と同じで、身体だけが若者であった。警官はこの男を、「白痴、あるいは狂人それとも一種の野生人」ではないかと疑った。しかし、インクのついたペンを見ると、うれしそうにそれを手にして、「Kasper Hauser」とだけ書いた。コミュニケーションが成り立たないと、白痴か野生人と當時は考えられたらしい。

カスパー・ハウザーが持參した手紙には一八一二年四月三十日に生まれたとの記述があったから、それが正しいとすると、ニュールンベルグに現れたときには、彼は十六歳であったことになる。容貌は、出現時には下品で野獣のように見えたが、次第に何か楽しいことがあるとかわいらしい笑顔を見せるようになった。あどけない子どもが示す喜びの表情と同じである。手は不器用であり、歩くときはヨチヨチ歩きであった。

彼にはことばや概念がまったく缺けていて、ほとんどの日常品や出来事に無知であった。ただ、彼が持参した手紙には、「讀み書きは教えた」と記されている。乾パンと水を除いた、肉類やワインなどの飲み物に、著しい嫌悪感を示した。彼は幼い子どものように、目につく限りのキラキラしたものを捕まえたがった。それへ手が屆かなかったり、あるいはそれを隠されると泣き喚いた。木馬に興味を示し、木馬が買ってこられると、涙を浮かべたほほえみの表情で、木馬の側の床に坐り、なでたり叩いたり、あるいはじっと見つめたりした。また、看守の子どもと喜んで遊んだと記載されている。ただ、行為はいつも決まりきっていたらしい。振る舞いはいわば子どものような無邪気さそのもので、他人を欺くようなことは決してしなかった。

當地のギムナジュームの教授であったダウマーが彼の養育や教育を引き受けた。そのダウマーのおかげで、カスパーはある程度自分の考えを話せるようになった。しかし、彼の会話は単なることばの細切れにすぎず、あまりにも慘めで、拙劣で、どうしようもない有様であった。脈絡のあることばや物語を彼から期待するのはむずかしかった。

彼は紹介を受けるたびに、その人に近づき、にらみつけるように見つめ、その人の額、目、鼻、口など顔のあらゆる部分に連續的に迅速な注意を拂った。つまり、彼は最初、顔の各部分の様子をまったく別々の物として知覚し、それらを集め、それから統合し顔を認知しているらしかった。彼のことばの中には、接續詞、分詞、副詞がほとんど缺落していた。「私は元気だ」というところを、「カスパーは元気だ」といったような言い方が常套的なスタイルだった。自分をカスパーと呼びながら三人称で話し、また話し相手を二人称でなく三人称で呼び、話した。

彼が驚くほどの記憶力を持っていたことを示す強烈な證拠がある。自分の持ち物をその大小を問わず、そのものがいったい誰から送られてきたものなのかを記憶しており、送り主の名前はもちろん、姿かたちまで正しく言うことができた。書くことと絵を描くことについては非常に熱心で、大変な力量の持ち主であることを窺わせた。

彼は秩序と清潔とをすこぶる大切にする。家の中にある何百ものくだらない物一つひとつに、ちゃんと置く場所が決められていて、それぞれきちんと包まれ、注意深く重ねられ、整然と配列されていた。不潔であることは彼にとって嫌悪すべきことであった。

感覚が敏感であった。色についての好みがあり、特に鮮やかな赤を一番好み、黄色は嫌いであった。嗅覚が特に敏感で、バラの香りでも悪臭と感じられた。チーズの匂いを嗅ぐと吐き気を催した。金属に対しても、ある種の感受性があり、金物屋に入ると身震いがして、引き込まれる感じを持った。ダウマー教授が磁石の陰極を向けると、彼の体にある種の引っ張られるような感覚が生じ、「空気が自分の中から出て行く」みたいといい、同時に不快感を訴えた。メスメルの唱えた動物磁気への感受性もあったらしい[137]。

一八二九年の夏には、自分の生い立ちを回顧録にまとめるほどに言語能力が向上したといわれている。もっとも、実際の内容となると、地下牢に関する不明瞭な記録からなる数ページだけの記録にすぎなかったらしい[160]。本が書けるほどまでに知識も増し、特に暗算や書き方は著しい進歩を示した。

一八三二年當時のカスパーは、気どった態度ではないが、彼の話しぶりや態度には、上流社会の人に見られるような落ち着きがある。だがことばづかいはぎこちなく、時々口ごもる。また、耳障りな変な音を出すこともあったし、態度も頑固で強情な振る舞いがよく見られた。空想のはばたきもなく、簡単な冗談さえ言うことができず、譬喩的な言い回しも理解できなかった。情にほだされず、しかし常識的な感覚を持ち合わせていて、他人が驚くほど正確で鋭い判断を示した。他人を理解したり、小さい子どものことを知ったりすることについては、彼は子ども以上に無知であった。つまらない事でも、きわめて真面目な表情で、さも重大そうに話した。

邪悪さもかんしゃくも激情もみせない穏やかさで、優しい彼の静かな心は、月の光の静寂さの中に映し出された湖面にも似ていた。このようなカスパーに対して、フォイエルバッハ[30]は

彼が他の星の住人で何か不思議な方法で地球にやってきたか、またはプラトンが考えた人間みたいに生まれ、地下で育てられ、成熟年齢に達したいま、はじめて地上に現れ、太陽の光をみたとしかいいようがない。(三五頁)

と書いた。

さて、カスパー・ハウザーは地下牢に十七年間閉じ込められていたと信じられている。出現時十六歳だとすると計算が合わないが、彼が社会的孤立の状態で成長したことを誰も疑おうとはしない。もっとも、彼の生前から、彼の行動は詐欺行為であるとのうわさは立っていた[137]。ベッテルハイム[11]は、「カスパー・ハウザーは決して野生の自閉症者ではない。もし自閉的であっても、静かなタイプのものであった」(三七二頁)と述べている。ヴィング[159]は、カスパーがフォイエルバッハ

の書記をするまでになったと書いているが、これは事実ではない。フォイエルバッハの手になる本[30]には、そのような記述は見られないようである。また、一八三三年五月二十九日、フォイエルバッハは謎の急死に見舞われ、その後の一八三三年十二月一日にカスパーはアンスバッハ控訴院の写字生となっているからである。[137]この間、スタンホープ卿がカスパーの養父となっていて、カスパーはフォイエルバッハの側にはいなかった。あるいはスタンホープ卿が一八三二年六月に帰英した後、写字生として控訴院に出向いたことがあったかもしれない。

彼の地下牢生活には疑いを挾む餘地がないようである。暗がりでも物が十分に見えた、よちよち歩きの歩行しかできなかった、ニュールンベルグに出現後の二週間か三週間で五センチ背が伸びたといった事実や、何よりもカスパー自身が闇の中で生活したと證言するので、カスパーの状態はそのような隔離による結果であると考えられている。もちろん、ヴィングもカスパーを「隔離性痴呆」の典型例だとする。藤永[38]は、アヴェロンの野生児は遺棄された自閉症であろうと述べつつ、カスパー・ハウザーは隔離幽閉によって齎された痴呆であると考えている。

しかし、長年地下牢に幽閉されていたという事実を括弧に入れ、先入見を持たずに觀察すれば、カスパーの行動のパターンから自閉症に見られる特徴がいくつも拾い出せるのではないか。出現したとき、ことばが話せなかったが、その後ことばが話せるようになった。字もほとんど書けなかったが、一年後には回想録を書けるまでになった。ただその頃でも、話し方はぎこちなく、人称代名詞の使用が不適切であった。そして最後まで、人を理解することや大人と區別して子どものことを知ることができなかった、との記述がある。頑固な面があり、また、物を整理し並べることに執着している。つまらない事でも、きわめて真面目な表情で、さも大事そうに話す。記憶力が非常に優れている。出現當時には、視覚や嗅覚が鋭かった。無邪気で人を欺くことは決してなく、譬喩や冗談を理解しなかったといわれている。このカスパーの状態を見て、フォイエルバッハは「異星から来たのではないか」といった感想を漏らしている。これらの諸特徴は、会話ができ、孤立的でないアスペルガー症候群の人を彷彿とさせないであろうか。短時間で驚異的にことばを獲得したことや、優れた記憶力のあることを考慮すれば、彼が知的障碍を持っていたとは考えられない。対人関係の機微を理解せず、人を欺くことがないことは、「心の理論」の何らかの缺陥[6]のあることを示唆している。優れた記憶力があり、十六歳を過ぎてから驚異的にことばを獲得したなどは、自閉症児の發達過程で、時に見られるものである。ラターら[118]は、自閉症の追跡研究で、十一歳のときに話せなかった子どもが十二歳のときにかなり語彙を持ち、文で話せるようになった例を紹介している。話しことばに障碍があり、儀式的で常同的な行動パターンがみられ、人の感情をよく理解せず、対人関係の機微および譬喩や冗談を理解しないカスパーは、多くの自閉症の特徴を持っていると考えられる。しかも優れた記憶力や言語能力を考慮すると、彼は高機能の自閉症、あるいは少なくとも自閉症スペクトラム[149]の圏内に入る事例であると考えられる。ただ、彼の行動特徴に自閉的でない部分があることも事実である。多分同じテーマに関連していると思われる物語性のある鮮明な夢をしばしばみたことと、動物磁気に感応したことである。[137]この夢は通常の夢ではなく、彼の体験した過去の記憶の鮮明な想起なのであろうか。もしそうだとすると、これは自閉症にしばしば見られる特徴の一つである。カスパーの示した、動物磁気といわれる被暗示性の強さが、何を意味するのかはわからない。

カスパー・ハウザーは二度暗殺者に襲われた。一度目は切りつけられて額に大きな傷を負ったが、命に関わることはなかった。二度目の襲撃は、保護者であるフォイエルバッハが急死した六ヵ月半後の一八三三年十二月十四日、彼が公園を歩行中に起きた。襲われた後、カスパーは三日間生存し、一八三三年十二月十七日に絶命した。カスパーの出現が謎であり、彼の幽閉とヨーロッパのどこかの王室との関係が取沙汰されたこともあり、彼に関する文献は、ドイツではナポレオンとゲーテについで多いそうである。[137] しかし、幽閉が事実であるとして、彼の行動パターンが地下牢に幽閉されたためなのか、幼少時期の發達上の問題があったために幽閉されたのかは、誰にも答えることができない。この謎もそのまま残るのである。

(三) 狼っ子カマラの生涯

一九二六年十月二十二日のニューヨーク・タイムズ紙に狼の仔と一緒に洞穴にいるところを救出された二人の少女の記事が出た。[95] その記事には、ある主教がインドのミドナプールにあるシング牧師の経営する孤児院を訪れた際、牧師が狼少女を發見したと語ったことが書かれていた。その記事によって、おおよそ二歳と八歳の二人の少女が狼の洞穴から救出されたこと、彼女らは四つ足で走り、ほえ声を出し、皿に口をつけて物を食べていたが、その後次第に手を使うようになり、いくつかのことばを学んだと報道された。この發見は大論争を引き起こした。遺傳と環境の問題を提起したからである。

それから約五年後、ヴィング[159]は、この事例も含めた野生児の事例を検討し、野生児という概念の有用性を支持し、話しことばの發達がうまくいかないことが知的能力の遅滞に決定的な意味を持っていると主張した。これに対して、狼っ子が狼に育てられたかどうかに関して、決定的な證拠はないのだから、ヴィングのような主張は控えたほうがよいという愼重論もあった[25]。

ところが、一九四一年ゲゼルがシング牧師の日記を基にして、インドの狼っ子の事例を報告し、またその子らの写真まで添えて出版した[41]ので、この子らのことが大評判になった。翌年シング牧師自身が日記を公開した[125]。以後この子らが本當に狼に育てられたのかどうかが議論になった。このような論争に終止符を打つべく、オグバーンとボス[98]は、事実を確かめるために、一九五一年秋から一九五二年春にかけて、現地調査をおこない、その報告を發表した。この調査は、狼っ子救出の三十一年目、またカマラの死亡後二十二年目におこなわれたものである。この時期シング牧師はすでにこの世にはいない。

この調査報告によると、カマラとアマラの發見の経緯や孤児院での状態を明らかにしようとしても、出てくる證拠は錯綜を極め、確證となるものはほとんどないのであった。しかし、いくつか證拠のないことによって、明確になったことがある。まず、シング牧師が子どもを救出したと記載した場所が特定できないことが明らかになった。また子どもを發見し、シング牧師に渡したと主張する男がいた。つまり、牧師自らが狼の穴から子どもを救出した確かな證拠がないらしいのである。また牧師の日記が存在せず、タイプで打った出版用の原稿しか現存していない。これについて、シング牧師の娘は、牧師が日記は書かないで直接タイプで打っていたという。それにしても、本の原稿とは違う日記そのものが、たとえタイプで打ったものであっても、存在していてしかるべきではないか。ヴィングやゲゼルは牧師の日記をみたと書いているので(41・125)、ヴィングが保管していたのであろうか。あるいは出版用の原稿を見ただけなのであろうか。また、孤児院で育った子どもの名簿が存在しないのであった。ようやく見つかったカマラと同じ時期に孤児院にいた人の話では、カマラはしゃべることができず、暗がりの中に一人でじっとしていて、いつも一人ぼっちでいたが、米を食べ、服を身に着けていたらしい。さらに、孤児院を当時訪れた人の記憶では、カマラは歩くことができ、物静かでほとんど何もしゃべらず、ほかのものから離れて過ごしたらしい。シング牧師の息子と娘を除くと、カマラが四つん這いで移動したり、生肉を食べるのを誰も見ていない。カマラやアマラの墓も見つからなかった。

一九二一年二月二十四日附けの「ミドナプール・ヒアタイム」の記事には、サルタン族が虎の穴で二人の子どもを捕獲したこと、子どもは四つん這いで移動したこと、ことばを喋らないこと、サルタン族は子どもをもてあましシング牧師に引き渡したこと、二人が孤児院に二年間（一年間でない）はいたこと、そのときカマラは二本足で歩けたことが書いてある。多分この情報はシング牧師から新聞記者に齎されたものであろう。この記事と、後にシング牧師が出版した日記の記述との間には、いくつかの、しかも決定的な齟齬があることになる。シング牧師の日記では一九二二年二月にカマラがやっとひざで立つことができるようになったとの記載がある。しかし「ミドナプール・ヒアタイム」の記事では、一九二一年二月の記事でカマラはすでに歩けている。カマラは少なくとも一九二一年二月以前に、すでに歩いていたのである。

さて、シング牧師の記録によるカマラの状態がどのようなものであったかを、概観してみよう。この日記の發表は一九四二年で、その内容のいくつかは、一九四一年にゲゼルによってすでに發表されていた。カマラが死亡したのは一九二九年十一月十四日とされているから、子どもの死亡から十年以上の時が流れて、事例が發表されたことになる。このような時間のずれは奇妙であるが、ヅィングによるとシング牧師は、一九三三年にすでにこの子どもの記録を出版する意図を持っていて、序文まで書いていたらしいが、何らかの理由があり、出版されるに至らなかったのであるとのことであった。公表を差し控えた理由として、シング牧師は救出の物語が公表されたら、カマラが適齢期を過ぎても結婚生活に入れない、訪問客が押し寄せて多くの質問攻めに遇うといった懸念を挙げている。しかし、一九二一年には地元の新聞にシング牧師の情報によると思われる記事が載っているし、それによって多くの人が孤児院を訪れ、狼っ子を見ている。またカマラは一九二九年に死亡している。だからシング牧師の挙げた理由にはあまり根拠がない。ゲゼルの發表で、世間の関心が高まったから、公表することになったとするのは、穿った見方であろうか。

以下シング牧師の日記から、カマラの特徴を抽出する。二人の女の子が狼の穴から救出されたのは、一九二〇年十月十七日とされている。一人は八歳ぐらい、もう一人は二歳ぐらいであったらしい。

捕獲された當時、カマラは四つん這いで移動し、そのため、ひざや手のひらに大きく廣がったまめがあり、しかもそれがただれていた。

食べ物は、牛乳と生の肉であった。人間に対して、ひどく無関心で、臆病であり、人間が近づくと形相を変え、歯をむき出した。顎の骨が發達し、高くなっていた。骨や骨についた肉を噛み續けたため、形が変わってしまったのである。

とても鋭くとがった歯があり、不ぞろいだった。膝や腰の関節は開くことも閉じることもできなかった。手や足が長く、ほとんど膝に届くほどだった。彼女らの脚は、独特な形をしていた。

環境によって、手が伸び、歯が牙のように鋭くなったといいたいらしい。しかし、シング牧師の本に掲載されている写真をみると、カマラの手が長いようには見えない。

二つの大きな穴をもつ細長い鼻は、長く厚い唇の近くまで下がっていた。

その下にいくぶんとがったあごがあった。

目は猫や犬みたいに青いぎらぎらする独特な光を帯びた。

この記載を見ると、顔や目まで変形していたとシング牧師はいいたいらしい。カマラの写真は十九葉残されているが、そのほとんどが後ろからのもので、顔が写されている四葉は、残念ながら鮮明ではない。写真から顔の変形を確認しようがないのである。しかし、カマラを直接見たという人の多くの人は、カマラが普通の子どもであったと證言していて、身体的変形について触れた人はいはいない。

地面に置かれた皿に口をつけ、犬のように皿から飲み食いした。

飯、肉などの固形物は、手を使わずに食べた。

シング牧師の日記の一九二〇年十二月七日には、「膝でたち、手を伸ばして食べ物や飲み物が入っている器を取ろうとした」という記載がある。一方で、一九二二年一月になってはじめて、膝で立つ練習を開始したとの記録もある。その後に猫の後を追って、木の枝に登ろうとしたとの記録もある。シング牧師の娘は、カマラが施設に来てから一週間程度で盛んに木からぶら下がるようになったと證言している。これらはどのように解釈すればいいのであろうか。娘の話が本當ならば、カマラは施設に来た當初から手が使えていたことになる。

　發見されたとき、何もしゃべれなかった。

　叫び声とかほえ声を真夜中に出した。

しかし、一九二六年までに、つまり發見されてから六年後には、三十語ほど話すようになったと記載されている。

　ゆっくり歩くときは手と膝で進んだ。

四つ足だと非常に速く走れた。

寒さや暑さは感じなかった。

火を怖がった。

仔やぎや猫が好きでよく遊んだ。

嗅覚が鋭く、一九二二年九月十八日の日記には、孤児院から八十ヤード離れた溝外に捨ててあった鳥の内臓の所在を知り、食べているところを施設の者に見つかったとある。そのときの写真もあるが、これを見ると、子どもは手を使っているようである。もっとも、カマラが米を食べていたという他の人の證言もある。

ここから、カマラがどのような子どもであったかを結論付けるのはむつかしい。ことばが話せなかったこと、人を避けたこと、感覚の異常が見られたことが目立つ特徴であろうか。人との関係は形成されなかったが、動物との関係はよかったらしい。だが、このシング牧師の記述がどこまで本当か、確かめようがない。オグバーンら(98)の調査では、カマラは他の子どもと違ったところがなく、ただ、人と関わるのを避け一人でいることが多かったという證言もある。後に、シング夫人には愛情を示したというシング牧師の記述もある。要するに情報内容に一貫性がなく、矛盾も多く見られる。

このカマラの状態を讀んで、ベッテルハイム(10)は、狼に育てられた點について疑問をはさみつつ、カマラの状態像についてはシング牧師の記述をそのまま真実として受け入れ、カマラが自閉症であると論じた。ことばが話せないこと、人を避けること、四つん這いで歩くこと、嗅覚をはじめとして感覚異常があること、などがその判断の根拠となっている。また、笑えなかったこともその根拠の一つにしている。だが、ベッテルハイムの挙げる根拠は、カマラが自閉症であったと判断するに十分なものではない。固執性や常同性についての記述が見られないからである。

シング牧師の記述は、カマラが狼に育てられたということを前提として、あるいはそうであることを強調するために、いろいろな状態が記述されているという印象を免れない。狼に育てられたから生肉を食べるという記載は、後で出てくる仔やぎをかわいがったという記述と矛盾している。野生の狼の仔どもは仔やぎを見ればたちどころに襲うであろう。また、四つ足で歩く、あるいは走ることが強調されているが、八歳の子どもが四つ足で走ると、どのようになるかは不問に附されている。実際に四つ足で走ってみると、それがいかに困難で不自然なものであるかがわかるであろう。多分シング牧師はそのことに気づいていて、カマラの手が長かったと述べたのであろうが、カマラの写真を見ても、手が長いようには見えない。また四つ足で移動している写真があるが、それを見るとカマラの姿勢は速く走れる形態になっていない。人間の手は脚より短いため、四つん這いになると、背中を水平に保つには膝を地面につくしかない。その場合は速く走れない。足の指先を地面に着けて移動しようとすると、腰が肩より高くなり、必然的に顔は地面の方を向く。この姿勢では、すばやく移動するのが困難になる。カマラの四つ足で移動する写真では、幾分腰高で両足は横に広がっている。いかにも不恰好な移動姿勢である。このとき右足の膝は伸びている。シング牧師は「膝や腰の関節は開くことも閉じることもできなかった」と記述しているが、写真ではそのようには見えない。写真は真実を隠しつつ、こっそりと真実を告げる。

また、カマラの歯についての記述にも奇妙なところがある。シング牧師は「とても鋭くとがった歯があり、不ぞろい」と狼の歯のようであったかのような記述をしているが、八歳ごろだと乳歯が永久歯に変わりつつあるころである。肉を食べるために歯が鋭くなるといった認識は、信じがたい。ラマルクは獲得形質の遺傳を論じたが、シング牧師の記述は個体が環境によって、他の生物の遺傳的表現型を獲得できるというのである。

　手が使えなかったという記述がある。木の枝に登ったり木の枝に置かれた食べ物を取るのは、一九二二年一月に膝で立つ練習を始めて以後であるが、このことは手を使えることを意味しており、そうだとすると、手は走るために特化されていなかったことになるのであろうか。シング牧師の娘は、カマラは体毛が多く、孤児院につれてこられて七日目ぐらいから木に登るようになり、いつも木に登りぶら下がっていたという。シング牧師の息子は、カマラが外に出ようとしたので、いつも鞭を持って、よくぴしゃりとしたと證言している。また、孤児院を訪れた人で、カマラが四つ足で移動しているのを見た人がいない。シング牧師の孤児院に勤めていた男教師は、牧師がカマラを「ほかの子どもたちから引き離し、四つ足で歩かせようとし、しばしば毆った」と述べている。誰が真実を述べているのか、まったくの藪の中である。

　ところで、人間の子どもはオオカミによって養われることが可能であろうか。もちろん、ヴィング(159)はそれが可能であることを前提にして、論を進めている。オオカミの飼育者であるメナトリー(91)

は、人間の子どもがオオカミに育てられる可能性は極めて少ないものの、ゼロではないという。その場合、何らかの理由で捨てられた赤ん坊が、オオカミに咥えられて巣に運ばれたとき、仔オオカミが満腹でその赤ん坊と遊び始め、その後母オオカミの乳を共に吸うようになり、人間の子どもがオオカミの家族になるという過程を、彼は假定する。この推論は多くの、しかもきわめて確率の低い事象が積み重ならないと成り立たない。そして確率は多分限りなくゼロに近くなり、つまりはこのような事象の生起はほとんど不可能なのである。

一方、オオカミを飼育しつつオオカミの群れと生活を共にするフロイント(36)は、仔オオカミや若いオオカミが人間の子どもと遊ぶのがとても好きであることを観察し、「それで初めの頃私は、雌のオオカミが人間の子どもを育てたとか、オオカミのもとで生活した子どもの話には事実が含まれているのではないか」と考えていたと書いた後で、「長いこと観察を續け、また子どもたちと接触を持ちながら多くのオオカミの群れを育てた経験から、今ではこれらの話がメルヘンでしかないと確信を持っていえる」と記述している。いずれもが狼の飼育者であるものの、メナトリーとフロイントの違いは、フロイントがオオカミの群れの中で実際に生活した経験を持つ點にある。オオカミは自ら狩ができるようになると、個体の間で生存を掛けた競争をおこなう。オオカミの群れの中での順位争いは、かなり熾烈なものである。(36・158) この競争に人間の子どもが適応できるのは不可能というのが、フロイントの実感なのであろう。

また、八歳と二歳の子どもが同じ穴にいたというのも、ありえないことである。八歳の子どもと二歳の子どもが、同時にオオカミに捕獲され、しかも穴で養育されていたとするならば、八歳の子どもはそのときまでに人間の社会で生活していたのだろうから、話せていたであろう。もし、八歳の子どもがまず乳児期にオオカミに捕獲され、(158) その六年後に二歳の子どもが乳児期に再び捕獲されたのであれば、二人がともにことばを話さない可能性が生じる。しかし、この可能性は、オオカミの生態から否定されるしかない。同じ穴に年齢の違う子どもが同時にいることはまずないのである。母オオカミは、アルファ順位にある雄のオオカミしか、仔オオカミのいる巣に近寄らせないからである。仔オオカミは生後一年もすれば巣を出て自立する。一度巣を離れたであろう八歳の子どもが再び元の巣の中に戻って、授乳期にある仔オオカミと一緒にいるといった事態は生じえないのである。

オオカミの仔は四週間から八週間で離乳し、それ以後親オオカミの吐き出した肉を食べるが、一歳にもなれば自分で狩をする。人間の子どもは一歳を過ぎても、生の肉を自らの歯で噛み切って食べることはないであろうし、食べたとしても狩などできはしない。オオカミの生態からすれば、人間の子どもが野生のオオカミと暮らすことは不可能というフロイントの説を否定する根拠はどこにもないように思われる。つまり、シング牧師の話に真実味はないといってよいであろう。

さて、シング牧師の狼っ子の話が作り話であるとすると、その記録を基にしてカマラがどのような状態にあったかを判断することは不可能である。だからベッテルハイム(10・11)のように、カマラが自閉症であると力説してもあまり意味を成さない。まして、オオカミに育てられた子どもの話と考えることには、もっと根拠がない。一度目は悲劇、二度目は喜劇ということばがあるが、カマラの話は茶番劇であったとしか言いようがない。ただ、これはシング牧師の日記の話であって、本當のカマラにとって、シング牧師との生活は悲劇的事態であったといえるかもしれない。

三　野生児問題の背景

野生児とは何であろうか。啓蒙時代には、野生人が人間の亜種として分類され、そして、次々と野生児の事例が報告された。人間は人間的社会の中で文明化されることによって人間になるという啓蒙哲学の理念が、野生児を生み出したと言ってよい。この考えは根強く人々の意識の中に残存している。最近發刊された教育学の教科書にも、[142]「野生児の実例が示したように、人間は狼の社会に入れば狼になり、また人間社会に戻れば人間になることができる」（十一頁）と書かれているように、この考えが反映されている。

だがヴィングの時代はそれとは少し違っていた。ヴィング[160]は、「野生人を一つの科学的問題として確立したい」との意向を持ち、それまでに報告されていた三十五例を検討し、人間社会からの孤立という要因が、發見された事例の状態を説明するものと考えた。ヴィングが野生児の研究をしていたころ、乳幼児期の心理的剝奪についての関心が高まっていた。例えばゴールドファーブ(43)は、當時子どもの数に比して職員の数が非常に少ない施設で養育された乳幼児と、養家で養育された乳幼児を比較し、施設の子どもの方が知的發達や言語發達の面で遅れていることを見出した。スピッツ(127)が施設にいる子どもの状態を観察し、「アナクリティック・デプレッション」という概念を造ったのもこの頃のことである。心理的身体的養育の不足や歪みが知的發達や言語發達に負の影響を及ぼすことは真実であるらしい(116)。だから、ヴィングの時代の対象は森の中の野生児ではなく、都会で剝奪状態に置かれた子どもであった。かつて森に、そして、ヴィングの頃には施設に遺棄された子どもを再び社会化させるための概念が、野生児なのであった。カーティス(23)が、ひどい剝奪状態に置かれた子どもの報告をおこなった時でさえ、その本の題に「野生児」のことばが含まれていた。藤永(38)は、「野生児はむしろ文化的フィクションとみるのが正當」(一一頁)と思われると述べ、彼もまた隔離的環境の發達への影響を強調した。野生児は二十世紀に入ると剝奪状態に置かれた子どもに変化したのである。しかし、これらはいずれもが、環境こそが子どもの發達にとって決定的に重要であるとする「超環境主義[126]」である點で一致していた。野生児の背景に「超環境主義」の考えがあったのである。

一方、レヴィ＝ストロース[79]は、野生児の大部分は、知的機能の低下のために捨てられたのであって、捨てられた結果知的機能が低下したのではない、とにべもない。「人間の場合には、隔絶した人間が退行してそこに立ち戻るような種族の自然的なふるまいといったようなものは存在しないのである」[79]（五八頁）という。あるいは彼[80]は、野生の思考を「野蛮人の思考でもなければ未開人類もしくは古風人類の思考でもない。効率を昂めるために栽培種化されたり家畜化された思考とは異なる野生状態の思考である」（二六二頁）と書いた。ルソーのいう孤独な自然人は架空の存在であるというのである。

中野[96]は、ヴィングの「野生児の世界」を翻訳した際のあとがきに、野生児の多くに共通する特徴を挙げている。イ、人間的な發声、發音すらできないことが多い。ロ、感覚や感受性の異常さ、とりわけ視覚、聴覚、嗅覚に動物的鋭敏さや鈍感さがみられる。ハ、情緒的發達の缺如もしくは著しい遅滞、泣いたり笑ったり涙を流すといったことがみられない子が多い。もっとも怒りのような攻撃的情動は認められるが、羞恥心や性的関心を缺く。ニ、運動發達の異常が認められる。

直立歩行が不可能だったり、走れなかったりする。ホ、食事習慣が人間的でない。へ、対人接触困難がみられ、自閉的である。ト、人間との接触より動物との接触を好む傾向がある。チ、知能發達の遅滞が認められる、といった特徴である。これらの特徴をそのまま受け止めれば、ニの項目を除いて、これら全ては自閉症の示す特徴と言える。

ここで問題が生じる。野生児は自閉症であったために、遺棄されたか逃げ出したのであろうか。それとも、人間的環境で育たなかったがために、自閉的になったのだろうか。しかし、残念ながらすべての野生児の事例は、この疑問に答えるための證拠を提示することはない。

すでに述べたように、心理的および身体的剝奪が、知的および言語的發達の阻害要因となることは事実であるらしい。だが、そのような環境が自閉症の症状發症の原因あるいは一要因であることを示す事実はいままでのところない。ひどい心理的および身体的剝奪の例であるといわれているジニー(23)は、ことばの遅れや知的障碍を示し、また情緒障碍の症状も示したが、自閉的ではなかった。ジニーは機敏で好奇心が強く、他人と接触したがり自分のほうに注意を引きたがったようである。また、ジニーは救出されたとき、社会的發達が一歳ぐらいで、精神年齢は十三ヵ月程度であったが、二ヵ月後には精神年齢が四十九ヵ月にまで伸びたと報告されている。つまり、ことばや知能の遅れは急速に改善していったことが窺われる。ただ、ジニーには、ことばの發達や情緒的發達に多くの問題が残っていた。[23]ジニーを巡って養育費や研究費に関する醜聞が数多くあり、[119]ジニーが適切な養育状況の下で、回復過程を歩んだかどうか疑問があり、最終的にどのような状態になったのかは明らかにされていない。しかし、ジニーが自閉症の症状を示さなかったのは確からしい。また、藤永[38]はひどい剝奪状態に置かれていた事例をいくつか解説しているが、そこには、遅延反響言語といったことばの問題がみられると指摘しているものの、それらの事例が自閉症であったとは記述していない。さらに、スキューズ[126]は重度の剝奪状態に置かれていた七事例の子ども九人の諸特徴を詳しく検討した。それによると、發見されたとき引きこもりを示した子どもが三人いたが、いずれもが適切な養育環境に置かれた結果、彼らの対人反応は改善している。

ただ、極度の剝奪状況にあった乳幼児に、自閉症様の症状が出現することを報告した論文がある。ラターら[117]は、ルーマニアで出生直後からひどい心理的および身体的剝奪を受け、二歳前後にイギリスの養家に引き取られた百六十五人の子どもの中の十一人に四歳時點で自閉症様の行動パターンを認め、さらにこのグループの中には軽度の自閉症様の諸特徴の少なくとも一つを示した子どもが別に十名いることを見出した。そして、彼らの特徴は四歳から六歳の間にかなり改善したとのことである。

だから、環境因がどの程度、そしてどのようにして自閉症の症状を作り出すかについては、今のところ、不明である。重度の剝奪状況によって、自閉症様の症状が出現することがあるらしい。しかし、環境因によって生じたと思われる自閉様症状は、その後の関わりによって、ことばや対人関係や知的機能などにかなり劇的な変化が見られたのに対して、野生児の大部分が積極的な介入にもかかわらず、ほとんど変化を示さなかった點をみると、やはりピネルやレヴィ＝ストロースの結論が妥當のように思われる。すなわち、野生児はそもそも障碍があって、そのために、遺棄されたか逃げ出した子どもである。彼らは、一度は森に隠れ、野生児の假面を被って、再び森から出現したのである。異界から出現した野生児とどのように関わりを持つかが、次に問われねばならない。

四　野生児の帰還

野生児は啓蒙思想によって齎された社会的構成概念、つまりは神話であった。だが、自閉症が歴史上初めて記載されたのは、野生児としてであった。あるいはカスパー・ハウザーのように、「他の星からの来訪者」であった。柄谷は、[68]「他者とは言語ゲームを共有しない」（九頁）者であると述べ、ウィトゲンシュタインにとっての他者のイメージは「われわれの言語を理解しない者」（二五五頁）であると指摘した。ウィトゲンシュタインはアスペルガー症候群であったことが指摘されているが、[31・32・54]もしそうだとすると、ウィトゲンシュタインは言語ゲームを共有しない他者の側から言語ゲームを考察した哲学者であったというべきかもしれない。自閉症は異界から他者として、人々の前にまず現れたのであった。この野生児の教育に取り組んだのがイタールであった。彼はヴィクトールが四歳か五歳頃に捨てられて、七年間森の中で孤独のうちに過ごし、それまで獲得していたであろうことばを失ってしまったと仮定した。そして、コンディヤックの哲学に依拠しつつ、適切な科学的知識に基づいて教育をすれば十分な發達が齎されると考えた。

イタールは、ヴィクトールを野生から人間社会に復帰させねばならないし、それは可能であると考え、この野生児にさまざまな治療的方策を施した。當時だれもそのようなことを考えなかったから、イタールは独自にいろいろな療育方法を考案したり工夫せねばならず、多くの苦労があったことは想像に難くない。彼がヴィクトールに施した療育法は、彼の文を引用すると、以下のようなものであった。(56・57)

第一の目的、彼が今送っている生活をもっと快適なものにして、とりわけ、彼が抜け出したばかりの生活にもっと近づけることによって、彼を社会生活に結びつけること

イタールがヴィクトールに行った療育法が、この目的に適っているかどうかは別にして、イタ

郵便はがき

料金受取人払郵便

杉並南支店承認

1633

差出有効期間
平成21年12月
1日まで

（切手をお貼りになる必要はございません）

168-8790

（受取人）
東京都杉並区
上高井戸1—2—5

星和書店
愛読者カード係行

書名　自閉症考現箚記

★本書についてのご意見・ご感想

★今後どのような出版物を期待されますか

書名　**自閉症考現箚記**

★本書を何でお知りになりましたか。

1. 新聞記事・新聞広告（　　　　　　　　　　）新聞
2. 雑誌記事・雑誌広告（雑誌名:　　　　　　　　　　）
3. 小社ホームページ
4. その他インターネット上（サイト名:　　　　　　　　　　）
5. 書店で見て（　　　　　）市・区・県（　　　　　）書店
6. 人（　　　　　）にすすめられて
7. 小社からのご案内物・DM
8. 小社出版物の巻末広告・刊行案内
9. その他（　　　　　　　　　　）

(フリガナ)

お名前　　　　　　　　　　（　　）歳

ご住所（a.ご勤務先　b.ご自宅）
〒

電話　　　（　　　）

e-mail:

電子メールでお知らせ・ご案内を
お送りしてもよろしいでしょうか　（a. 良い　b. 良くない）

ご専門

所属学会

Book Club PSYCHE会員番号（　　　　　　　　　　）

ご購入先（書店名・インターネットサイト名など）

図書目録をお送りしても
よろしいでしょうか　（a. 良い　b. 良くない）

ールはいきなりヴィクトールの環境を激変させないことが重要と考えた。森での生活から少しずつ段階的にパリの社会生活に、ヴィクトールを慣れさせようとしたのである。しかし、ヴィクトールにとって、パリでの生活自体が生活上の激変であった。シャタック(123)は、何の権利があって捕らえられてパリにつれてこられたのか、なぜそのまま森の生活を送らせなかったのかと怒りを露にしている。それはさておき、イタールもまたヴィクトールの処遇に怒りを露にする。「社会は子どもを自由で汚れのない生活から引き離し、病院へ送り込んで死ぬほどの退屈感を味わわせ、世間の好奇心を欺いた罪滅ぼしをさせる権利をもつかのようであった」と彼は書いた。これは明らかに白痴説を主張したピネルに対する反撥の表れなのであろう。

さて、実際に、イタールがヴィクトールに対しておこなったことは、「厚くもてなし、彼の趣味や好みを大いに尊重すること」であった。そして、「子どもの習性にさからわず、むしろそれと妥協し、そうすることで最初の指導目的を果たすことができた」と彼は述べている。「眠る、食べる、何もしない、野外を走る」状態から、「驅け足の回数を少なくし、食事の量と回数を減らし、寝台に長くいさせないようにし、毎日が教育にとってもっと役立つように配慮し」た結果、「毎日の生活が教育にとって役立つようになることに」「ゆっくりとであるがとうとう成功した」のであった。他者の存在様式を尊重し、そして互いに互いのことをよく知り合うことが出發點であるというのが、イタールの考えであった。ことばのレベルではなく情感のレベルで、他者と互いに知り合うことが第一歩なのであった。この真っ當なやり方には、しかし多くの忍耐と知性が必要であった。ヴィクトールのゆっくりとした生活パターンの変化は、今で言うシェーピング技法の一種によって齎されたと言える。今日行動療法と言われる方法を、イタールはそうと自覚せずに使用したのである。

だが、ここで無視してはならない事実がある。イタールがヴィクトールのために用意した環境の中で特別のものがあった。行動療法の用語を使用すれば、刺激である。ゲラン夫人であった。彼を親身になって世話したゲラン夫人に、ヴィクトールは懐き、親密感を持った。ヴィクトールが学校を抜け出し、浮浪者として憲兵に捕まり、二週間牢獄で過ごした後、ゲラン夫人が彼を迎えに行ったとき、「居合わせた人たちの目にとって、監視するゲラン夫人の警戒の元に無理矢理つれもどされた逃亡者というより、生を授けてくれた母親の腕の中へ自分から飛び込んでゆく情愛のある息子のように映った」(56)とイタールは記したのである。ゲラン夫人の親身の世話を、行動療法の用語である条件刺激と随伴性として扱うには、大いに抵抗がある。行動療法の理論には、このような情緒的結び附きの重要性への考察が缺けている。ともあれ、この成功に基づいて、イタールは次の段階に進む。

第二の目的、非常に強い刺激によって、時に魂を激しく揺さぶる感動によって、神経の感受性を目覚めさせること

この方法は、もちろん、コンディヤックの哲学に依拠したものであったが、彼のいう感覚の刺激とは、皮膚感覚への刺激のみならず、感情への刺激も含まれていた。例えば、「毎日とても高い温度の風呂にいれ、同じ湯を何回も頭にかける」、「脊髄に沿った乾布摩擦」、「時々わざと怒りを挑撥する」、「喜ばせることはなんでもする」などである。この方法がどの程度効力を發揮したかは不明であるが、触覚が目覚め味覚の鋭さが増し嗅覚も進歩したが、視覚と聽覚にはまったく成果がなかったとイタールは書いている。またヴィクトールが病気にかかりやすくなったのも、この成果の一つであるとイタールは言う。「病気は文明人にとって支配的な感受性の否定できない厄介な證人」だからである。さしづめ、イタールの試みは現在の感覚統合訓練の源といえるで

あろう。この方法は、セガン(122)の精神薄弱に対する生理学的教育の一部に積極的に取り入れられることになり、その後、感覚統合訓練法として概念化される。

第三の目的、彼に新しい欲求を生じさせ、周囲の存在との関係を増すようにさせて、彼の観念の範囲を擴大すること

イタールは、ヴィクトールの文明化のために、當時のパリの生活に慣れさせねばならなかったのであるが、それはとてつもなく困難であった。最初彼は、ヴィクトールに「いろいろな種類のおもちゃを與え」てみたものの、まったく興味を示さず、逆にいらいらさせる結果になった。ところが、「食欲と関係のある遊びに引き附けることに成功」したのである。例えば、「いくつかの銀色のコップを伏せて、その中の一つに好きな栗の実を入れ、どこにあるかを探す遊び」をしたが、結局「欲求に結びついた遊び以外に興味を引きだせなかった」と記することになる。また、ヴィクトールは外出が好きで、イタールが「外出前に彼がそれと気が附くような準備をする」と、「大急ぎで服を着て、とても満足そうに後をついて来たのであった」。イタールの一連の方法は、行

動療法の中でさかんに使用されるオペラント条件附けや条件性強化といった手法である。この點でも、イタールは、行動療法の創始者として評価されるべきであろう。多分これらは動物の訓練で遠い昔から使用されてきた方法なのであった。ただ、イタールが遊びや楽しみの中に訓練の契機を見出していることは注目してよい。

第四の目的、どうしてもそうしないではいられないという必要性によって模倣訓練をさせ、彼を話しことばの使用に導くこと

文明化の最大の目標はことばの使用である。ある日、台所で、二人の人物が言い争いをしていて、彼らが「おお」という感嘆詞を發するたびに、ヴィクトールがそのことばを發する者の方を振り向くのを見たイタールは、野生児を「ヴィクトール」と名づけた。「おお」という母音をヴィクトールが好んだとイタールが考えたからである。ヴィクトールの耳は十分に聞こえているのだ。そこで、ヴィクトールの「喉が渇いているときに、水の入った器を目の前において、オー、オーという」發音をイタールは繰り返したが、ヴィクトールは反応しなかった。そこで、次に「レ

(lait ＝牛乳)」という単語で実験することを思いついた。ヴィクトールが牛乳を好んだからである。イタールの目論見は成功し、この実験の四日目に、ヴィクトールははっきりと「レ」と發音するようになった。しかし、イタールがこの現象をつぶさに検討してみると、ヴィクトールが「レ」という単語を發するのは、喜んで牛乳を飲んでいる時だけであった。「レ」は牛乳に関連した喜びの表現であったのである。このことばは確かに音声のサインではあったが、相互的意思傳達のために使用されているのではなかった。ヴィクトールにはそれ以外にも、もじゃもじゃの頭を見せると櫛を持ってくるというような、素朴な動作性言語の存在が認められている。

イタールはこの點をもっと進めるべきであったのかもしれない。意思傳達は、音声言語によらなくても可能なのであり、ましてや、イタールは手話を教育する学校の校医であったからである。あるいはシカールがすでに手話を試み、失敗していたことが、イタールの念頭にあったかもしれない。ヴィクトールが音声を發することができ、聾啞でなかったためであるかもしれない。話しことばが、「文明人にとって稔り多く崇高な自己実現の手段」という考えが、イタールにはあり、その考えがもっといろいろな意思傳達の方法の開發の妨げになったかもしれない。いずれにしてもヴィクトールが話しことばを獲得することはなかったのである。

第五の目的、しばらくの間、非常に単純な精神作用を身体的欲求の対象に働かせ、その後、その適用をもっぱら教育課題にふり向けさせること

知的能力を身につけることも、文明化の一つの目標であったから、イタールは身体的欲求といった狭い範囲に限定されない精神活動がヴィクトールに生まれることを目指した。そのために、彼はヴィクトールの「物の配列に対する極端な潔癖趣味（固執傾向）」を利用した。まず、「赤い円、青い三角形、黒い四角を壁に貼り附け」ておき、数日後にそれらをはずしてヴィクトールに渡すと」、彼はそれらを「すぐに元に戻した」。渡す順番を変えても配列は元のままであった。そこで形だけ、あるいは色だけといろいろ変化させたが、すべてこの作業はうまくいった。次に二十四文字のアルファベットを書いたカードと金属で同じ大きさのアルファベットの活字を作り、カードと金属を対応させる課題を行った。ほどなくこの課題にもヴィクトールは成功した。この成功に勇気附けられて、イタールはヴィクトールが牛乳を待っているときに、まずLAITという活字を板の上に並べ、ヴィクトールに見せた。その後、板の上から活字を拾い、牛乳と同時にヴィク

トールに渡した。ヴィクトールは四文字を置いたが、TIAL の順であった。そこで、訂正し、物のサインが出来上がるとそれ（牛乳）を與えた。その後、ヴィクトールは天文台に行くときこの四つの活字をポケットに入れ、そこに着くと、テーブルの上に LAIT と活字を並べた。天文台で牛乳をもらうのが、彼のいつものそして大いなる楽しみであったからである。ヴィクトールが文字列を一つだけであったが、使用できるようになった。もっともこの「レ」も、牛乳をもらう状況の表現であって、意思傳達の手段ではなかった。この事態を見て、イタールは落胆してしまった。だが、イタールはこの方法をもっと根気よく續けるべきであったのかもしれない。そうすればサインと物の対応がもっと焦點化したであろうことが、豫想されるからである。

これらは野生児の教育に取り掛かってわずか九ヵ月後の報告であった。その後も教育は續けられ、第二回目の報告書が一九〇七年に、イタールより内務大臣に提出される。[57] 彼は最初の報告書を提出してからも、三年餘にわたって、ヴィクトールにさまざまな教育法を試みたのである。まず、感覚器官を發達させること、しかも個々の器官を發達させることが重要と考えた彼は、ヴィクトールの目に包帯をし、一つの音を出すたびに、ヴィクトールに指を一本伸ばさせるようなこともした。その後母音と出す指の対応をさせることも試みている。その結果、いくつかの単音節、特に叱責や怒り、悲しみ、軽蔑、そして友情を表すものを非常に正確に區別できるようになった。しかし、それ以上の成果を得ることはできず、イタールは次に視覚訓練に移る。黒板を二枚用意し、一枚の黒板に書いてある単語をイタールが指でなぞり、ヴィクトールはもう一枚の黒板に書いてある同じ単語を指し示すという課題がおこなわれている。それによって、ヴィクトールは文字を區別できるようになっている。それ以外に、金属板でできた文字を手で触って區別させたりする触覚の訓練や、味覚および嗅覚の訓練も行われている。

知的機能の訓練も行われており、ペンや鍵、ナイフといった名前を書いたカードを示し、彼にその品物を持ってこさせる訓練である。ヴィクトールは最初自分の部屋にあるそれらの物を持ってくるように訓練され、その課題をうまくこなすようになったが、イタールの部屋にある同じ物を持ってこさせようとしてもうまくいかなかった。いまでいう般化がおこなわれなかったということであろうが、イタールはヴィクトールがこの訓練をどのように理解していたかに目を向けるべきであったのである。例えば、ヴィクトールは「本」ということばを覚えたが、このことばは彼にとって、紙一帖、ノート、日誌、帳簿、小冊子を無差別に指し示す記号であった。ヴィクトールにとって、「本」は文字を書き込む物の総称であったようなのである。だが、紙一帖とノートを区別しないヴィクトールは、イタールにとって落胆の元であった。しかし、物を名前で区別するのは、それらを用いる用途が違うから、違った名前が附いているのであり、用のない物には細かい区別は必要でない。必要な物には、緻密な区分がなされる。野生の思考[80]がそのことを示している。実際、ナイフと剃刀を区別しなかったヴィクトールに対して、イタールがそれぞれの使用法を示すことによって、ヴィクトールはナイフと剃刀を区別するようになっている。ウィトゲンシュタイン[153]は、ことばの意味はその使用法にあると述べたが、そのことがここで問題になっているのである。結局、イタールは「一連の長い治療から得ることのできたのは、時によってかん高くなったり低くなったりする、無定形のいくつかの単音節の放出だけである」と書かざるを得なかった。われわれには、ヴィクトールがイタールの教育法にけなげに精一杯応えようと努力しているように見える。課題が達成できなくて、イタールにしかられて涙するヴィクトールの姿がそのことを伝える。イタールにはそれが見えなかった。彼は性急すぎたのである。成果を上げねばならず、先達もなく自閉症の療育に取り組んだイタールの必死の努力と、それに応えようとしたヴィクトールを見ると、時代の課した理論的制約と、イタールに課せられた時間的制約の下で、二人は十分に健闘したというべきである。

イタールが用いた方法は、教育的方法であり、感覚の訓練とシェイピングやオペラント条件附けや条件性強化といった行動療法的手法がその主な戦術であった。イタールはこれらの方法の創始者であったのである。しかし、イタール自身は最終的には自らの試みが失敗であったと考え、ピネルの意見を受け入れた。[147] 野生児はイタールの努力にもかかわらず社会に帰還しなかったのである。

イタールの教育法はセガンに受け継がれる。そして、セガンは白痴が治癒可能であると唱えたのであった。野生児は、その後、「隔離性の白痴」として語られつつ、カナー[59]が自閉症を記載するまで、時々森と村の境に姿を現すだけであり、謎の存在であり續けたのである。

現在、自閉症に関して、どのような治療法あるいは教育法あるいは介入法が行われているかは、ハウリン[51]が簡潔に要約している。そこでは、行動療法的介入を中心とした介入法のほかに、音楽療法やペット療法、暗順応感受性訓練法とか感覚統合訓練法など、さまざまな方法が列挙されている。薬物療法を別にすれば、なんらかの有効性があるといわれているものは、イタールが試みた方法の延長あるいは發展の形態であるといってよい。ヴォルクマーら[144]は過去十年間の自閉症研究を振り返り、治療法の多くは、行動療法的な原理を応用した介入方法であり、いずれも一つだけの方法で有効なものはなく、さまざまな方法を組み合わせ統合する必要があると述べている。これもまたイタールがすでに試みたことである。なんらかのコミュニケーション手段の確立の重要性、視覚的手がかりの利用、段階的な教育方法などは、イタールの試みの中で讀みとることができる具体的戦術であろう。自閉症への介入は、自閉症の理解が進むにつれて、いろいろと工夫され体系化され、そして、行動療法的技法は細分化され、緻密になっているが、早期からの介入や仲間を媒介にした手法の重要性に注目が集まっている(90)ことを別にすれば、イタールの試みと根本的に変化してはいない。

現在の自閉症療育は、イタールの考えた目標、つまり野生児を文明化しようとしたのと同じ目標を持っているがために、イタールが試みた技法の延長線上に緻密な形態で存在するしかないといってよい。そこには、ゲラン夫人の果たした役割が、まったく省みられていないのである。

ゲラン夫人はヴィクトールをそのままに受け入れ、ともに生活することを試みた。そして、パリでのゲラン夫人とヴィクトールの生活はほとんど人々の話題に上ることもなく、注目を浴びることがなかった。ヴレイはヴィクトールが三十歳近くなった時に、ゲラン夫人の住居を訪ねている。ヴレイはその時出会ったヴィクトールについて、「今日でもこの人間はひどい姿であり、半ば野生で、あんなに話し方を教える試みがなされたのに、相も変わらず話すことが覚えられないままでいる」[123]と書いた（二二二頁）。それに対して、シャタック[123]は、「その生活は再び彼なりに充足していたのではあるまいか。見慣れた人たち、見慣れた場所、決まりきった生活上のいろいろな行為に満ちていたからである」（二二二頁）と述べた。事実、ヴィクトールの生活上には、何の問題も生じなかったのである。

シャタック[123]は、何の権利があって人びとはヴィクトールを森からパリに連れてきたのかとの問いを発しているが、それが自閉症の社会化への一つの異議申し立てであるならば、その申し立てには、無視してはならない要素が含まれている。カナーが初めて自閉症として報告した十一例の事例の二十八年後の追跡調査の報告[65]がある。それによると、大学を出て銀行で働くドナルドと訓練施設で職業訓練を受けて空気汚染管理事務所で働くフレデリック、さらに死亡と行方不明の例を除くと、そのほとんどは施設や病院で暮らしていた。その中で、ことばを話さないままであったが、施設や病院でない場所で生活している事例が一例だけあった。ハーバートは、農夫に引き取られ、その農場で生活していた。時々ふらっとどこかへ出かけていくが、必ずその農場に帰ってきた。何らかの仕事を強要されることはなかったが、彼は納屋の中の整理や草刈機の操作を覚え、少しづつ農場での生活に慣れていった。そして、農夫が亡くなった後、その夫人が経営する老人ホームの仕事を手傳ったそうである。彼は最後まで決して喋らなかったと記されている。ハーバートの姿は、パリに連れてこられたヴィクトールを彷彿させないであろうか。ヴィクトールがパリに連れてこられなければ、森と村の境でそのまま暮らしていたかもしれない。ビーグル号に乗船していたフェゴ人も、イギリスでの生活を保障されていたにもかかわらず、故郷に留った。(24) 文明化とは、都市に住む者の側からの思想であり、異界から来た他者にとって、それは耐えることのできない強制の生活を意味するかもしれないことを、われわれは忘れるべきではない。

ヴィクトールはイタールの手を離れた後、ゲラン夫人と暮し、一八二八年に四十歳で亡くなったと言われている。これはイタールの亡くなる一八三八年より十年前のことである。イタールはヴィクトールの教育に携わった後、パリの中心部に診療室を開き、生存中に莫大な財産を蓄えた。そして、晩年聾啞学校に全力を注ぎ、多くの遺産を聾啞学校のために残したし、また医学会のためにも基金を残した。(139) イタールは志の高い人物だったのである。

トレント・ジュニアは、アメリカでの精神薄弱の処遇の歴史を、「今日、セガンの生理学的教育システムをレビューしてみて驚くのは、彼の時代から現在に至るまで、教育・訓練の基本的な革新はほとんどなされてこなかった點である」（下、二三九―二四〇頁）と書いた。自閉症の処遇に関してはどうであろうか。われわれが見てきたように、イタールが徒手空拳でヴィクトールの教育に取り組んだ方法と基本的に変わることがないのではないか。そして、そのことは、イタールがヴィクトールを文明化しようとするのと同じように、自閉症を社会化しようとする限り、イタールが体験した壁をわれわれは超えられないことを意味しているのではないだろうか。強制的な社会化はイタールの試みと同様、破綻するしかない。異界からの他者との相互理解に基づいた関係、一方的な存在様式の押し附けでない関係がどのようにして可能であるかが、われわれに残された課題であるかもしれない。この課題の解明のために、われわれは今後いくつかのテーマに取り組む豫定である。

その二　精神病への囲い込み

一　精神病の登場

（一）精神病の定義について

精神病（psychosis）という用語がある。日常的にしばしば使用される用語であり、少なくとも精神医学領域の専門家の間では、十分な合意の下に厳密に定義された用語であるはずである。しかし、現状は、必ずしもそのようになっていない。試みに精神医学事典[71]を覗くと、笠原の担当した「精神病」の項目では、「精神病」は「精神障碍のうち、より重症の精神症状や行動障碍を呈する一群に対する総称」（四五七頁）とされるが、歴史的に見て、「異常な精神現象の背後に器質的変化を確認ないし想定できる場合のみを精神病と呼ぶ立場」（四五七頁）と、「精神障碍の程度の差によって神経症と段階的に區別する立場」（四五八頁）の二つがあると述べられている。この二つとは別に、「慣用的に年代、精神障碍を引き起こす原因、發病状況などの特徴をそのまま精神病という名称に冠して使う場合も少なくない（例えば小児精神病、アルコール精神病、術後精神病など）」（四五八頁）。笠原によると、「脳の器質的変化を背景にした精神疾患」という意味と、「重症の精神疾患」という意味の二つを、精神病という用語が、歴史的に持っていることになるが、それ以外にもさまざまな使われ方をしているらしい。われわれの目下の目標は、小児精神病と自閉症の関係を歴史的に検討することであるが、その前に「精神病」とはどのような意味内容を持つことばであるかを概観しておきたい。

別のところで、笠原は、[69]「精神病」を「心の病気の比較的重いレベルについての総称」（八頁）であると記述している。精神病とは重症の精神症状や行動障碍を呈する一群の精神疾患の総称であるのだろうか。この笠原の精神病の定義と同じような定義が、例えばゲルダーら[39]の手になる教科書にも見られる。そこには、「精神病という用語は廣く器質性精神障碍やスキゾフレニアや感情障碍のような、より重症の精神障碍を指すことば」（七八頁）であると書かれている。だから、精神病とは重症の精神障碍を指すとするのが、一般的であるようだ。もっとも、この用語を正確に定義するのは困難であるらしい。すぐれた精神症状学の教科書で、シムズ(124)は、「精神病（psychosis）は通常重い症状、例えば妄想や幻覚および病識の缺如といった特徴を持つといわれているが、それを定義するのはきわめて難しい」（四一一頁）と述べている。確かに、ゲルダーら(40)も述べているように、この定義にはいくつかの難點がある。まず、器質性精神障碍でもスキゾフレニアでもあるいは感情障碍でも、軽症の症例が少なからずある。むしろ昨今では軽症の方が多いと認められている（例えば、笠原・金子(70)）。重症のスキゾフレニアを精神病と呼び、軽症のスキゾフレニアを精神病と呼ばないとしたら、病名に一貫性がなくなる。反対に軽症の精神障碍に該當すると考えられている神経症圏に含まれる病態でも、少なからず重症例が存在する。臨床家の頭には、例えば強迫性障碍や摂食障碍の重症例あるいは難治例がすぐに浮かぶであろう。

それだけではない。いくつかの病態を一つの用語の下に包括するためには、症状なり病因なり、何らかの共通性があってしかるべきである。ところが、器質性精神障碍やスキゾフレニアや感情障碍を、精神病として包括できるための共通の症状も共通の病因も、ほとんどが判明していない。

感情障碍とスキゾフレニアの症状は、あまりにも違いすぎ、その共通性はいまだに確定されていない。あるとすれば、単に推測されているに過ぎない脳の器質性、もう少し限定すれば脳内の神経傳達物質の関與だけである。しかも、それぞれに関與しているとされる物質はどうも同じでないらしい。もっともこれもいまだに大いなる假説にすぎない。この想定された共通性は、これまでのところ内因性という漠とした概念に基づくにすぎず、それであれば精神病は明確な基盤を有する概念ではないといわざるをえない。だから、重症の精神障碍を精神病の定義とする根拠は、今のところまったく根拠を缺いている。そして、脳内傳達物質や体質や脳の器質性を根拠とするならば、すべての精神疾患は脳のなんらかの機能異常と考えることが可能であり、すると器質性をもって「精神病」を定義することも、現在ではほとんど意味のないことになってしまうであろう。

（二）「精神病」ということばの由来

精神医学を形成した古典的論文を解説している佳書である内村[141]の著作には、しばしば「精神病」ということばが出現するが、そこではこの用語がpsychosis【英】なのかaliéné【仏】なのかpsychische Krankheit【独】なのか、明確に區別がなされていない。そして、当然のことながら、psychosisとaliénéとpsychische Krankheitは違った病態を意味するはずであるから、これらを同じように「精神病」と表現すると、混乱が生じる。ピネルの精神疾患はaliénéであったし、グリージィンガーの精神疾患はpsychische KrankheitあるいはIrreseinであった。これらが同じ内包を有していたはずはない。ピネルの精神疾患には、マニー、メランコリー、痴呆および白痴が含まれていたとされている[157]。もっとも、ピネル[106]は、aliénéを単純型あるいは心気症を伴ったメランコリー、妄想や支離滅裂を伴わない躁暴性マニー、妄想をもったマニー、痴呆および白痴の五つに區分したらしい。グリージィンガー(46)の psychische Krankheit には、脳の器質的疾患によって齎される精神障碍に加えて、うつ状態と精神興奮状態と精神薄弱状態が含まれていた。彼らの考えた精神疾患は重なり合う點もあるが、相違點もある。そしてなによりも、彼らは psychosis ということばを用いなかった。

ほぼ同じ頃、イギリスのモーズレー(89)は、精神医学の教科書を上梓しているが、その中でも psychosis ということばは使われていない。彼が使用した用語は insanity であった。ただモーズレーは neurosis【英】という用語を使用している。しかし、モーズレーの使ったこのことばは、今われわれが通常使っている意味、つまり心因性の軽症の精神疾患という意味を有していない。文字通りの神経の病という意味で使用している。「Diathesis spasmoidia（痙攣体質）あるいは neurosis spasmoidia」といった使われ方がしてあり、これは痙攣性神経病とでも訳せばよいものであるかもしれない。

モーズレーはグリージィンガーと同様、精神疾患が脳器質的なものと考えていた。例えば、彼は次のように書く。「精神疾患（insanity）のいろいろな形態は実際の病理的実体なのではなく、精神機構の変質、言い換えれば精神生活の変異のさまざまな程度あるいは種類であり……狂気のもっとも典型的な例は、感情障碍と行動の奇妙さから始まり、メランコリーあるいはマニーを経由して最終的に痴呆に至る経過を辿る」（三六九頁）。ここには単一性精神病の概念が顔を出しているが、この考えの背景には、全身性麻痺の病状と脳の病変についての知見があった。

クレペリンも Psychose【独】という用語は用いなかったようである。彼の教科書は頻繁に改訂され、一八八三年に出版された初版から一九二七年に出版された第九版にまで及ぶが、それらに記載された疾病分類一覧表[140]によると、初版の第四番目の疾病項目に periodische psychosen というのが記載されている。しかし、この項目は第二版（一八八七）では、periodisches und zirkulares Irresein に改められ、以後 Psychose という用語は姿を消している。

ただ、Neurose【独】という用語は初版から使用されている。初版では神経衰弱を意味することばとしての一般機能神経症（allgemeine funktionelle Neurose）として用いられたのであって、これは「主として強迫神経症に該當するものを記述している」[141]。そして、第二版から allgemeine Neurose が疾病分類の一項目に採用されて、第七版まで用いられている。この中にはヒステリーやてんかんが含まれていた。しかし、第八版や第九版では Neurose という用語は姿を消し、代わって psychogene Erkrankungen が出現している。多分クレペリンは、精神分析的意味を有するようになったNeuroseという用語を嫌ったのであろう。

十九世紀の精神疾患概念には、われわれが今使用している意味での「精神病（Psychose）」という概念がなかったわけではなかった。精神病という用語を最初に使用したのはフォイヒテレズレーベンであった。[40] 彼は一八四五年に発刊された「医学的心理学の原理」のなかで、重度の精神障碍を意味することばとして、この用語を造ったようである。その際フォイヒテレズレーベンは「神経症（Neurose）」を、精神障碍全般を意味することばとして採用した。つまり、脳の器質性障碍全般を意味するNeuroseの中に重度の精神障碍を意味するPsychoseが含まれていたのである。NeuroseがPsychoseの上位概念であったことになる。だが、この用語がその後廣く用いられた證拠がない。十九世紀の支配的な精神疾患概念としては、グリージィンガーやモーズレーのような単一精神病概念があり、さまざまな精神症状は脳という単一の器官の示す精神機構の変異の程度と種類の現れである症状にすぎず、そのため軽症と重症といった區別や細かい症状布置の記述に基づく疾患の區別は、それほど重要視されなかったのかもしれない。

フーコー[33]は、十九世紀の「医学が自分の客体とする精神病は、法的に無能力な主体と、集団を混乱させる者として認知された人間との神話的な統一として徐々に組み立てられていくのであって、しかもそれは、十八世紀の政治・道徳思想の影響によっておこなわれる」（一五一―一五二頁）と書いた。しかし、このときの「精神病」ということばは、精神の病（aliéné）という意味であって、現在使用されている意味での「精神病」ではなかった。

松本[88]は、「精神病」の概念が作られたのは、十九世紀末、クレペリンの「早發性痴呆」と「躁鬱病」および「てんかん」の三大精神病概念の確立とフロイトの「神経症」概念の確立以後であるという。しかし、クレペリンの「精神病」もIrreseinであって、Psychoseではなかった。また、すでに述べたように、クレペリンとほぼ同時代のモーズレーも、psychosisという用語を使用していない。ツィーエン[156]は医師や学生のための教科書（一八九四年初版）で、Psychoseという用語を使用している。浅学にして、明確に時點や研究者を確定できないのであるが、十九世紀末から二十世紀初頭にかけて、現在使用されている意味でのpsychosisという用語が使用されるようになったらしい。それは多分、もとは炎症のない神経病を意味するneurosisという用語が、心因性のしかも軽症の精神障碍に用いられるようになったことと関連しているらしい。ベアード[8]が一八八〇年にneuroastheniaの論文「神経疲弊に関する実践的論文」を書いているが、その中で彼は神経の病理所見の見出せない機能的な神経疾患、つまり神経の疲弊（神経衰弱）を強調している。ここらあたりが、現在の neurosis 概念の源流かもしれない。

(三) ヤスパースの精神病の概念

ヤスパースの精神病理学総論の初版[57]では、精神病(Psychose)ということばが使用されている。もっとも、神経症(Neurose)という用語は「賠償闘争神経症」として現れるだけであり、現在使用されている神経症の概念に相当することばとして、反応性精神病という用語が用いられている。ヤスパース[57]は、精神病(Psychose)を「グループに分かとうとすると、われわれは原則に背いてその時その時に諸見地(原因、心理学的構造、経過、転帰など)の一つを優先させたり、事実に背いて境界のない所に境界を作ったりして行わなければならない。したがって、こういう分離には研究上の価値があるのではなく、教育上の価値しかない」(三二八頁)と述べ、さらに「病因論的見地より、主としてとらえうる身体的過程や外界の影響の下に生じた(外因性)精神病――

これを器質性精神病とか症状性精神病という――と、主として未知の原因あるいは内因を条件とする機能性あるいは特發性精神病」（三二八頁）に區別した。そして、彼は「未知の原因あるいは内因を条件とする機能性あるいは特發性精神病」を「病的過程」と「変質性精神病」に區別したが、この區分は「経過を重視して、しかしまた心理学的構造からも行われる」（三二九頁）のであった。「病的過程」はクレペリンの早發性痴呆に該當し、「変質性精神病」にはクレペリンの躁鬱病と異常反応人格の發展が含まれていた。このヤスパースの論述を見ると、このときのヤスパースは精神疾患という意味で、Psychose という用語を使用したと考えられる。ただ、ヤスパースの論説での分岐點となったのは、外因と内因の區別であったように思われる。精神疾患を外因性と内因性に區別する彼の試みには、當時の精神医学が直面していた難題を解決できない精神科医の苦悩が反映されている。ヤスパースが當時の事情を述べる箇所（三一二―三一五頁）を要約すると次のようになる。

一．（同じ原因、同じ心理学的基本型、同じ展開と経過、同じ轉帰、同じ脳所見を持つ病像といった）本當の疾病単位というものは見つかっていない。

例えば、進行性麻痺は脳組織学的には一つの疾病単位であるが、この脳の病的過程の結果としてあらゆる精神病理学的症状が出現する。

二．躁鬱病と早發性痴呆では、その原因となる脳所見は、ほとんど知られていない。この病態では、全体像と経過の観察によって疾病単位が作成された。

あるいは彼は次のようなことも述べている。

一．全体像からの診断は、前もってこれから診断されるはっきり定まった病気を知った後にはじめて下される。しかし全体像からはっきり區別される病気を見出すことはできず、型しかない。この型は個々の例について見ると至る所に「移行」を示す。

二．轉帰が同じだからといって、病気が同じであるという證拠とはならない。様々な器質的脳病の轉帰は同じ痴呆状態であり、他方において同じ病気で治るものがあるかと思えば治らないものもある。

三．疾病単位という概念は、一つ一つの例では実現させることはできない。同じ症状と、同じ経過や転帰と、同じ脳の所見が規則正しく一致することを知るには、一つ一つのこまかな関連を完全に知りつくすことが前提であるが、それは無限に遠い未来にある。疾病単位の理念はカントの理念で到達不可能である。

ヤスパースは、「体験された精神生活に、説明のために考えて附け加えられた意識外の機構は未だに直接身体的に證明できていない。精神的な出来事に直接並行する出来事や直接の原因としてではなく、もっと距離をおいた原因としては多数の身体的現象がある（脳の病気、中毒、その他の器官の変化でそれが脳に働くと考えられるもの）」（三二頁）といいたいのである。身体的原因は精神的な出来事に直接関与するのではなく、「距離をおいて」関与する。それにも拘らず、身体レベルの異常が原因として作用すると考えられる精神的な変化を器質的（外因説）といい、身体的領域では何ら異常がみられないのだが、きっと身体的な原因があるはずだと要請する場合の精神的変化を、機能的（内因説）という。だから、外因性と内因性の概念は、本来連續したものではなく、互いにねじれた関係にあるものであった。原因が明確であるものの直接関与していない外因と、原因が不明であるものの直接関与している内因といった概念の関係は、精神科医にとって難関でないはずはない。この事情は今も変わっていない。しかも、クレペリン以後、内因性精神病が精神医学の中心的位置を占めることになる。ヤスパースの考え出した精神病理学は、當時の精神医学が解決せねばならないこの二つの精神病の持つ矛盾を統一的に扱うための方法なのであった。そのために彼は二つの方法を用意した。一つは対象を感覚的に物として知覚することであり、もう一つは対象の内面を心の中に共感的に描き出すことである。前者が記述的方法であり、後者が了解的方法であった。ここでは記述の対象としての精神病は、もっぱら内因性精神病であったはずである。原因不明で、了解的方法では接近できないにもかかわらず、精神医学の中心部に出現した精神疾患こそ内因性精神病であったからである。

ヤスパースのこの考えは、次第に説明的となり、第五版[58]では、初版にはなかった「精神病の全領域における基本的區別」という項目が設けられている。そこには作業缺陥と人格障碍、神経症と精神病、器質性精神病と内因性精神病の対立が述べられている。このとき彼は、「神経症」とは人間自身を侵さぬ心の偏りを意味し、「精神病」とは人間全体を襲う心の偏りを意味すると述べた（下、三〇頁）。神経症と精神病の區別は、了解可能と了解不可能の區別に対応しているはずである。このヤスパースの考えは、後の精神病理学はいうに及ばず、精神医学全体に大きな影響を与えた。だが、この了解可能や了解不可能といった考えは、内因性を神秘の彼方に追いやる効果を及ぼしたことも確かである。

グリージィンガー以来、精神疾患はすべて脳の病気であったが、ヤスパースは、彼が初めてであったかどうかは別にして、精神病の病因を外因性と内因性に區別し、さらに外因性を狭義の外因性と体因性に、そして内因性を反応と自生的過程に區別した。ヤスパースは、精神疾患を次のような三群に區別する（下、七五—七六頁）。[58]

第一群　精神障碍を伴う既知の身体疾患

1．脳疾患

2．症状性精神病を伴う身体疾患

3．中毒

第二群　三大精神病

1．真正てんかん

2．スキゾフレニア

3．躁鬱病

第三群　精神病質

1．第一群、第二群の疾患の上に生じるのではない独自の異常反応

2．神経症と神経症群

3．異常人格とその發展

このような區別を彼が必要と考えた理由は多分二つある。一つは、クレペリンの早發性痴呆の概念とフロイトらによるヒステリーの概念の存在であった。内因性の概念は、クレペリンが提唱した躁鬱病と早發性痴呆には、それぞれの症状に対応するような脳の器質的変化が見出されないという事実に基づいて、考え出されたものである。さらに、同じ脳の病的過程によって、患者が示す精神症状はさまざまであるという事実も無視できない。ヤスパース[57]は次のように述べる。

いわゆる機能性精神障碍、ことに精神病質という名の出たのは、脳に何も見つからないからで、直接の基礎も遠い原因も見つからないのである。それでもどんな特別の精神的な出来事にもそれなり

に特別な身体的条件があるということはどんな学者も疑わない。しかしこの身体的基礎は精神病質や、ヒステリーや、あるいは今はまだ早發性痴呆に入れられている多くの精神病（精神的病的過程）などの時には、性格や才能の違いの時に脳にある身体的基礎とは別のものとは考えられない。すなわちこういうものを検査の対象とはまだまだとてもできないのである（一二三五—一二三六）。

この「精神的病的過程」は、脳の器質的病的過程と対立する概念であり、経過観察と心理的理解によってしか近づけないというのが彼の考えであった。

クレペリンの三大精神病の概念が、内因性の概念を呼び起こし、そして脳の直接の反映である精神疾患（Irresein）ではなく、脳に原因があるらしいが不明の、しかし重い精神の病であるPsychoseという概念を必要としたと考えてよいように思われる。ブロイラー[13]の教科書ではPsychoseが使用されている。このころから、この用語が一般に使用されるようになったのであろうか。

ドイツの記述精神病理学の結晶といわれ、現在の診断基準に大きな影響を與えたシュナイダー[120]は精神異常（seelishe Abnormes）を、

一．心的資質の異常変異
　異常知能資質
　異常人格
　異常体験反応

二．疾病（および奇形）の結果
　身体学（病因論）の系列
　　中毒
　　進行麻痺
　　他の感染症
　　他の内科疾患
　　脳奇形
　　脳外傷
　　脳動脈硬化

　心理学（症候論）の系列
　　急性―意識混濁
　　慢性―人格解体（先天性では人格低下および痴呆）

老人性脳疾患
他の脳疾患
真正てんかん
？　循環病
？　スキゾフレニア

に區別した。そして、「精神病（Psychose）」を「疾病的である心的異常の全部、そしてそれだけが精神病である」（四頁）と述べた。これは先に見たヤスパースの精神病理学総論第五版で提出されていた區分と大きく違ってはいない。シュナイダー[120]にとって、内因性精神病とは「全く身体的な原因のわからないもの」であり、「しかしまた、これを心的存在の単なる変異と解釈することもできない」（二〇一頁）病態であった。だが、これを逆にして、全く身体的原因がわからず、心的存在の単なる変異と解釈できないものが精神病であるとすると、精神病の領域は途轍もなく擴大したことになる。この思考によるかぎり、自閉症は明らかにこの領域に入ることになる。

シュナイダーの弟子であるフーバー[52]も、ほぼ同じような見解を取っている。彼によると、精神病とはグループ一の「身体に基盤のある」精神障碍と、グループ二の「内因性の精神病が、科学的に厳密な意味における精神病」(七頁)として分類されるべきなのであった。ここでいう身体に基盤のある精神障碍には、中毒や感染症さらには内分泌の異常による精神障碍や老人性脳疾患やてんかんが含まれる。シュナイダーの區分と違う點は、精神病をグループ一とグループ二に區分していることであり、これはシュナイダーの時代より内因性精神病が一層精神医学の中心になってきており、精神病の中で独自性を有するようになったことの反映であると考えてよいであろう。医学史的にいえば、神経学が精神医学から分離し、例えばてんかんが内科で治療されるようになる経過がその背後にあるのである。

フーバーの分類体系では、いわゆる精神遅滞や精神病質あるいは異常体験反応(神経症)は精神病に入らない。「心的資質の偏倚は、正常精神領域に対してただ量的な相違に過ぎず、いわゆる質的な相違も原則的な相違も見られない」(七頁)からである。しかし、この古典的な精神病の定義が、すでに現実を反映していないことは明らかである。例えば、強迫性障碍に脳の器質的病態が示唆されるようになっており、さまざまな精神遅滞の脳の器質的あるいは遺傳的変異が明らかになっている現状を見れば、「心的資質の偏倚」なる概念はすでに崩壊している。異常体験反応も異常な知的素質も脳の何らかの器質的変化を抜きにしては語れなくなっているのである。そしてまた、これらの分類体系では、われわれの主題である自閉症をはじめとする「發達障碍」はこれらの分類のどこに位置附けたらいいのか判然としない。自閉症の「心的資質の偏倚」が正常からの量的相違であるかどうか、大いに議論のあるところである。例えば「心の理論」の障碍[6]は、質的相違であるのか量的相違であるのか。器質的病変が見つかるかどうかとか、正常との質的偏倚がないとかいった基準は、現在すでに恣意的な概念に過ぎなくなっている。

(四)　現在の「精神病」の概念

二十世紀前半には、精神病というものが器質的な原因で生じる精神の病を意味するのか、重症の精神の病を意味するのか不明確なままに、「精神病」という用語が使用されていた。一時期よく使われていたケスラーの子どもの精神病理学の教科書[72]には、「早期児童期の精神病」という章があった。その中で、精神病（psychosis）の定義はさまざまにあり、心理学的説明と器質的説明があるが、長い間この用語は insanity に対することばであったという説明がなされている。そして、當時のアメリカ精神医学協会のマニュアルには、この病気が次のように定義されていたとある。「精神病（psychoses）は、さまざまな程度のパーソナリティの解体と外的現実の正しい吟味と評価の衰弱によって特徴附けられる障碍である。さらに、この障碍を持つ人は自らを他の人々や自らの仕事と関係附けられない」(72)（二六一頁）。ここでは、ドイツの精神医学が構築してきた脳の器質的疾患としての「精神病」の概念はまったく姿を消している。そして、ただ症状レベルでの「パーソナリティの解体」と「外的現実の吟味と評価の衰弱」と「他者との関係の構築の困難」といった症状の特徴が、「精神病」の診断の基礎に置かれていることがわかる。この概念は、(58)躁鬱病ではなくスキゾフレニアの典型症状を中心にして構築されたものである。ヤスパースは、「真性妄想は人格の変化の結果として訂正不能である」（上、一五九頁）、とか「了解不能のものすなわちスキゾフレニア独特の訂正不能性」（上、一六〇頁）あるいは「スキゾフレニア患者の精神生活では正常人の場合であればなお了解できると思われるところにおいてすでに限界に突きあたる」（下、三八頁）と述べているように、パーソナリティの解体や了解不能性がスキゾフレニアの特徴であることを強調している。精神病の概念が他でもないスキゾフレニアの症状の上に構築されようとしている。

先に引用した笠原[69]は、「精神病」という本の中で、神経症のレベルと精神病のレベルを區別する標識を三點挙げている。それらは

一．特有の「症状」が出現する。

一番わかりやすい症状は「幻覚と妄想」である。

二．社会的機能がうまくいかなくなる。

三．現実検討力とか病識がない。

この三つの特徴は、明らかにスキゾフレニアの症状を念頭に置いて構成されている。だが、精神疾患の領域をもう少し廣く見渡してみると、この特徴記述の危うさがはっきりとする。例えばアルツハイマー病は、いま精神疾患であるとみなすことにほとんど異論はないであろうが、この状態を精神病とみなすと、違和感を覚える精神科医は少なからずいるであろう。シュナイダーや

フーバーの体系では、もちろん精神病に含まれるのであるが、筆者もまたアルツハイマー病を精神病とする考えには抵抗を感じる。てんかんがすでに精神病の概念枠からはずれていることと同じ理由から、つまり一様な身体的病態と経過を持つ身体医学的疾患として同定可能であるという理由からである。それを前提にして、アルツハイマー病の症状を見ると、現実見當識あるいは病識がないことがしばしばであり、社会的機能がうまくいかないことがその主要な症状であり、かつしばしば幻覚や妄想を伴う。笠原の簡明な精神病を判別するための三つの特徴は、精神病の一つといわれている躁鬱病を把捉し得ないが、一方で精神病でないアルツハイマー病を含んでしまうといった事態に陥ることになる。ことほどさように精神病の概念は混乱しているのである。

精神病概念をさらに混乱させたのが、精神分析学だった。[35] フロイトは神経症と精神病とのもっとも大切な發生的違いについて次のように述べている。

神経症は自我とそのエスとの間の葛藤の結果であるが、精神病は自我と外界との関連における同様の障碍の似た結果である。(一七八頁)

ここでフロイトは自我がエスと葛藤状態にあるか、外界と葛藤状態にあるかで、神経症と精神病が區別されると主張している。精神分析学になじみのないものには、この考えは飲み込みにくい。フロイトのことばをもう少し引用しよう。

精神神経症や精神病が發病する共通の病因は、いつまでも抑制されない幼児の願望の一つが拒否されたり満足されないことである……自我が外界へ従属するのに忠実で、エスを拘束しようとするのか、自我がエスに負かされてそのために現実から引き離されるかによってきまる。（一八〇頁）

この文によってフロイトの考えが少し明瞭となる。彼によると、神経症も精神病も自我の働きによって生じるのであり、その働き方の違いが両者の違いとなるのであって、例えば神経症が心因であり精神病が器質的であるといった區別はなされていない。さらに神経症が軽症で精神病が重症であるといった區別もしていない。ただ、神経症が現実との関係を何らかの形で維持しているのに対して、精神病が「自我がエスに負かされてそのため現実から引き離され」、現実との関係を喪失して引きこもる状態であるといった區別があるだけである。精神分析学での神経症と精神病の違いは、現実との接触が保たれているか、保たれていないかの違いにある。これを見るかぎり、精神分析学がいう發生的説明は、スキゾフレニアの主要症状とみなされた「自閉」を自我の働きで説明しただけの後追いの理論であることがわかる。

精神分析学は、現実との葛藤や内在化された現実との葛藤を病因と考えるのであるから、基本的には心因論である。ここに、精神病の心因説が流布する要因があった。精神分析学が廣く受け入れられた北アメリカ大陸では、ドイツの精神医学とは異なった心因説を内包することとなった。このことがアメリカにおける自閉症論の混乱に拍車を掛けた。それが先に引用したケスラー[72]の「精神病」ということばの解説につながる。

「精神病」や「神経症」という用語が、その意味する内容において、曖昧であり、かつさまざまな学派の思想が附着して汚れてしまっているために次第に使用されなくなっている。それにもかかわらず、ICD-10[154]において、「精神病的」という用語がいまだに残されている。そして、「精神病的」とは、妄想的であったり幻覚があったり、興奮状態や顕著な精神抑制あるいは緊張病性の行動などの症状を示す場合に用いるとされている。

また、記述的な症状に基づいて精神疾患を分類しようとするDSM-Ⅲ[1]でも、「精神病的」ということばが使用されており、それは「現実吟味において重い障碍のあること」を示す用語（三六七頁）とされ、その場合、病的状態に対する病識のない幻覚妄想状態や現実吟味力が障碍されていると推測しうる非常に解体した行動に対して用いられるとされている。

ＤＳＭ-Ⅳ[3]でもやはり「精神病的」という用語は残されているが、「〈精神病的〉のもっとも狭い定義は、妄想や顕著な幻覚に限定される。しかも幻覚はその病理的性質に対する洞察を欠く場合である」（七七〇頁）とされている。これはＤＳＭ-Ⅲにおける定義と大した違いはみられないが、一層限定されている。この「精神病的」という用語は、やはりスキゾフレニアの症状あるいはスキゾフレニアという概念を基礎にして構築されていると考えてよい。つまり、當初明確に區別されていた、精神病という用語とスキゾフレニアという用語が、しばしば交換可能なものとして使われるようになったことが推測される。その曖昧な使用法が現在でも保持されているのである。

ちなみに、自閉症の上位概念とされる廣汎性發達障碍は、ＤＳＭ-Ⅲでは精神病的障碍に含まれており、ＤＳＭ-Ⅲ-Ｒ[2]に至って、そこから除かれることになる。このような「精神病」という用語の使用上の不統一あるいは混乱の時代に、カナーの早期幼児自閉症の概念が出現した。この概念の出現は画期的なことであるが、なぜこの時期に、そしてカナーによって、この業績が達成されたかは、考察しておいても無駄ではないだろう。しかし、その前に、カナーの論文が發表される以前の、児童期の精神病についての研究を概観しておくのも意味のないことではないであろう。

二　スキゾフレニアの牽強附会

「スキゾフレニア」はクレペリンが一八九三年の精神医学の教科書に記載し、その後教科書の改訂ごとにその内容の改変を繰り返した早發性痴呆の概念を出發點とし、ブロイラー(141)が作り出した用語であることは、周知のことである。クレペリンは、早發性痴呆の概念を提唱したとき、すでに、児童期にもこの病態が認められると述べている。一九一三年に出版された彼の精神医学の教科書の第八版(74)では、この病気の大多数が二十代か三十代に始まるが、破瓜病の観察例の何パーセントかが十代で發症しているとし、「これに属する患者の群は幼少時からかなりの精神的な薄弱さがある」(二二〇頁)と書いた。多分、われわれが今日自閉症としている状態は、クレペリンが(12)

観察すると、破瓜病になったのであろう。しかも、この版で、彼はデ・サンクティスの dementia praecocima（最早發性痴呆）やヘラーの dementia infantilis（幼児痴呆）も、早發性痴呆に含まれると考えざるを得ないとしている。早發性痴呆の概念が、擴大しつつある。

スキゾフレニアの概念を提唱したブロイラー[12]も同じく、「かなりよくとった既往歴で、少なくとも症例の五パーセントは、幼児期にまで、しかも一歳までさかのぼって追跡することができる」（二八四頁）と述べた。ブロイラーが自閉症を観察すると、スキゾフレニアと診断されていたことは想像に難くない。

クレペリンの「早發性痴呆」概念の影響は、精神科医にとって深くかつ廣いものであって、たちまちにしてこの概念は世界中で注目されることになった。しかし、影響は肯定的のみならず否定的に受け止められることもある。それに反対する研究者も當然あった。「早發性痴呆」の概念は、痴呆が一般に知られているような老年期になって始まるのではなく、青年期にすでに始まることを意味する概念である。「確かに年齢に何か関係がある。病気の大多数は二十代から三十代に始まり、臨床像を記すのに用いた症例の五十七パーセントは二十五歳より前に始まった」[74]（二一九頁）とクレペリンは記述している。デ・サンクティス[26]はこの概念に対して、二つの點から批判を加えた。一つは、同じような症状を示し、しかも晩發性に始まる症例があると指摘した點である。晩發性のものを早發性とするのは、概念として誤りではないかというのである。デ・サンクティスの批判は大いに理由のあることであった。もう一つは、青年期以前に發症する症例があるのではないかと問うた點である。この病態に対してデ・サンクティスは最早發性痴呆という概念を提唱した。クレペリンの考えに相違して、年齢に関係なくこの病態が發症するとすると、早發性痴呆の概念は崩壊せざるを得ない。

今われわれの注意を引くのは、この最早發性痴呆である。カナー(61)の教科書第二版にはデ・サンクティスの最早發性痴呆の概念が紹介されており、それは児童期、ときに四歳という早期に亜急性に發症し、緊張病様状態が顕著で知的荒廢にいたる病態とされている。もっとも、これらの症例はデ・サンクティスの一九二五年發行の著書 Neuropsichiatria infantile からの引用である。最初に最早發性痴呆の概念を提唱した論文(26)では、確定的とされる十歳の症例と疑わしいとされる六歳の症例の二例が提示されている。この二例は、今考えても多分スキゾフレニアの最早發型であったと考えられる。デ・サンクティスは青年期以前の早發性痴呆を観察したのであり、その意味で彼のクレペリンへの反論は、正しかったのである。

クレペリンが早發性痴呆という概念を提唱した後、同じ症状を持つ病態の發症年齢が問題になるのは、當然豫想されることであった。しかも、クレペリン自身が幼少時に發症する症例を認めている。青年期以前の發症の症例の報告をおこなおうとする研究者が出現したとしても不思議ではない。むしろ、發症年齢がどれほど早期にまで遡れるかが競争になったといってよい。年少になるほど症状の加工が少なく、かつ發症に関する要因が純化されると考えられるからである。著者の管見に入った研究をまとめておく。

デ・サンクティスの症例についてはすでに述べた。少し後になって、スハレバ(129)は、彼女のいう二十例の緩徐に経過する子どものスキゾフレニアと、八十七例の急性に経過する思春期のスキゾフレニアの経過に関する報告をおこなっている。緩徐に経過する病型は、単純型スキゾフレニアであるとされ、彼女の挙げたその特徴の中からは、環境との情緒的接触が冒されること、思考は自動的で常同性に傾くこと、自己中心的で自分だけの興味の世界（あらゆる種類の計算、天文学の勉強、カレンダーの勉強）を發展させること、無感動の衝動といわれなき頑固さが見られることなどといった特徴が拾い出せる。これらはわれわれが知っている自閉症であったと考えられる。思春期に急性發症する症例は、おそらく早期發症のスキゾフレニアであったであろう。

同じ頃グレベルスカヤ‐アルバッツ(44・45)は、二十二例の十歳以前の發症のスキゾフレニアの症例を報告したが、その際に急性發症と慢性發症とを區別した。この區別は、子どもの状態が急激に変化する時期があったかどうかを根拠にしている。二十二例のうち、九例が急性發症例とされているが、そのうち八例は二歳から三歳での發症であり、一例は六歳の發症であった。二歳から三歳での發症例は多分、折れ線型(145)あるいは退行型(42)の自閉症であろう。六歳時發症の症例は、幻聴の存在が認められており、きわめて早く發症したスキゾフレニアであった可能性が高い。慢性發症型の十三例に関しては、自閉症であったかどうかを判断するための材料が、グレベルスカヤ‐アルバッツの記載には缺けている。

これらは、ヨーロッパのドイツ語圏での子どものスキゾフレニアに関する症例の報告であった。いずれの研究も、今では異なった病態に分類されるであろう症例をスキゾフレニアの傘の下に含めて報告している。ただ、急性と亜急性と慢性の區別の仕方に、病態にまつわる差異の識別をおこなおうとする試みが窺われるが、いずれの病態の概念も結局は疾病論的にスキゾフレニアの圏内に取り込まれているため、新しい發見をもたらすことがなかった。クレペリンの早發性痴呆あるいはブロイラーのスキゾフレニアの概念を一層擴大する役割を果たすのであった。

アメリカでは一九三三年にポッターが児童期のスキゾフレニアについての論文を發表している。ポッター[109]は、児童期のスキゾフレニアは十歳以前に發症したものに限るべきであると述べ、それまでの文献を展望して、十歳以下で發症したスキゾフレニアの報告は少ないと結論附け、彼自身の経験した六症例を紹介している。それらは彼が初めて診察したときの年齢が四歳、六歳半、九歳十一ヵ月、十一歳二週、十一歳二ヵ月、十二歳の六症例である。彼の診断では、四歳と六歳半と九歳十一ヵ月と十一歳二週の症例が、緊張病型のスキゾフレニアであり、十一歳二ヵ月と十二歳の二症例が古典的なスキゾフレニアであり、かつ典型的なスキゾフレニアであるとされている。われわれの眼から見ると、四歳と六歳半及び十一歳二週の症例が、自閉症を思わせる症状を示している。特に四歳の症例は、折れ線型[145]あるいは退行型[42]の自閉症であったかと思われる。この症例では、ことばの出始めは普通であったが、他の子どもに無関心で、三歳半ごろから興奮気味で不機嫌で周りの人を意に介さないようになり、独語をつぶやき、指を弄んで過ごすようになったため、四歳で入院している。

ポッターは子どものスキゾフレニアの特徴を、一．外界からの関心の廣汎な後退、二．内閉的な思考、感情、行動、三．途絶、象徴化、圧縮、保續、支離滅裂、および思考の減少を通して現れる思考の障碍で、時には無言という段階にまで至る、四．情緒的疏通性の缺如、五．情動の貧困化、硬直、歪曲、六．運動性が増大して、たえず動き回っているか、あるいは運動性が減少して、完全に無動に至るとか、保續や常同への傾向を伴う奇妙な行動を示すこと、の六點にまとめた。この症状の特定と列挙は、症例の観察に基づいているとはいえ、あきらかにスキゾフレニアの概念に沿ってまとめられたものである。例えば、内閉的な思考はスキゾフレニアの典型的症状とされるが、その存在を四歳のことばを話さない子どもに確認するのは不可能だからである。さらに、完全な無動や保續や常同あるいは奇妙な行動あるいは途絶を重要視すれば、自閉症の常同や保續、さらには時に見られる無動や動作の中断は、スキゾフレニアの典型的症状の一つとされる衒奇症と見られるし、多動や時に見られる運動性の興奮は、運動という側面から見る限り、緊張病性の興奮を想定させる症状となる。それゆえポッターの症例では、當然スキゾフレニア、それも緊張病の診断がなされる例が多くなるのであった。

ポッターはこの論文で、二つの注目すべき見解を述べている。一つは當時もっと注目されていたら、その後の自閉症の研究史が変わっていたかもしれない見解であり、もう一つは現時點ではまったく無視してよいのであるが、彼以降の論文に好ましくない影響を與えることになる見解である。その一つは、スキゾフレニアの子どもは精神薄弱児と表面的な類似性があり、精神薄弱の患者の詳細な精神医学的研究をおこなうべきであるという指摘である。後にカナー[59]が自閉症を記載した論文の中で、彼の診察した子どもがそれまで精神薄弱と診断されていたことを記載していることは注目すべきことなのであった。カナーはスキゾフレニアからでなく、精神薄弱から自閉症を分離することになる。もう一つは、リビドーが自分自身に備給され、その結果知的過程の具象化が妨害されるという指摘である。これは記述精神医学的用語ではない。フロイトの精神分析学的理論がアメリカに深く浸透し始めていることの一つの根拠であるが、この精神分析学的理論の児童精神医学への持ち込みが自閉症環境因説の主な理論的根拠となる。われわれはこの論攷の「その一」で見たように、ベッテルハイム[11]の自閉症概念にその極端な例を見出すことができる。精神分析学は、ヨーロッパの精神医学会よりはアメリカの精神医学会への影響が強かったのである。

デスパート[27]は、ポッターよりももう少し明確な児童期のスキゾフレニア概念を持っていた。ポッターのスキゾフレニア概念が症状の列挙によって成立しているのに対して、彼女の概念は中核症状を想定した上で成立したものであるからである。もっとも、それが実際のスキゾフレニアという病態を十全に把握していたかどうかは、また別の問題である。デスパートによると、児童期のスキゾフレニアは「現実との接触の喪失が、自閉的思考と共にあるかそれによって決定されている状態であり、特定の退行や乖離症状を伴う」（三六六頁）というものであった。彼女が児童期のスキゾフレニアとした対象は、ポッターの設定した境界年齢よりも少し高い十三歳以下の子どもであり、その病態は發症様式によって、急性發症型と潜在性發症型と潜在的に發症して急性病相期を持つ型の三つに區分された。一瞥してデスパートの概念の中には、ブロイラーの自閉的思考とフロイトの退行という概念が混入していることがわかる。多分當時の最先端の理論をいち早く、彼女が取り入れたものと思われる。ここにも當時の精神医学の思想の色濃い影響が垣間見られる。デスパートの觀察した症例に、自閉症の退行型が含まれていたかどうかは、彼女の記述から判断できない。彼女がこの論文で示した唯一の症例は、三歳二ヵ月で發症し、退行を示して人を避ける状態になったが、幻覚や妄想があったと記載されているからである。この症例が本當に幻覚や妄想を言語化したのかどうかも定かでない。

なぜこのような事態が生じたのであろうか。それは早發性痴呆およびスキゾフレニアの概念の曖昧さにあったというしかない。慢性に経過し、次第に荒廢にいたるというクレペリンの概念だけでは、同様の経過を辿りながらも異なる年齢域で發症する病態は、荒廢の始まりの時期によって、區別されなければならないことになる。クレペリンは思春期に始まることをこの病態の中心においたが、彼自身は児童期での發症を認めていた。そして、その後はどれほど早い時期に發症した症例を見出すかが、研究者の重要な関心事となった。そのため、さまざまな病態が、荒廢といった症状を示すためだけで同じ病名に含まれる結果となった。スキゾフレニアにしても、ブロイラーの重視した自閉や連合障碍や情動障碍といった症状は、解釈次第で自閉症にも當てはまるのであった。そして、ブロイラー自身も一歳児の發症例を認めている。一九三〇年代は、いずれにしても、症例報告が主で、児童期のスキゾフレニアをどう定義し、どう診断するかは、個々の研究者の恣意的判断に任されており、ほとんど統一した診断基準が得られていなかったといってよい。しかも、スキゾフレニア概念は次第に擴大していき、すでに見たように、精神病の代表あるいは精神病の原型の位置を占めるようになっていたのである。このような時代を背景にして、児童期のスキゾフレニアあるいは精神病の診断はどのようになされるべきかも、當然曖昧なままであった。

一九四一年にブラッドレイとブラウンは、臨床家の間で児童期のスキゾフレニアの診断がなかなか一致しない事実があることを指摘し、彼らの勤務する子どもの精神疾患の入院施設にいる子ども百三十八名を対象にした調査をおこない、[15]そして、彼らの考える十三歳以下の四人のスキゾフレニアと十人のスキゾイド・パーソナリティに共通する特徴を列挙した。彼らは子どものスキゾフレニアが非常に稀れなので、スキゾイド・パーソナリティも研究対象に含めたらしい。それほどスキゾフレニアの概念が曖昧だったのである。だが、彼らのとったこの処置はいささか乱暴といわざるを得ない。

彼らが列挙した特徴は、㈠対人関係からの引きこもり（seclusiveness）、㈡引きこもりを妨げられたときの焦燥状態、㈢白昼夢、㈣奇妙な行動、㈤人への興味の減少、㈥人への興味の退行的性質、㈦批評や批判への敏感さ、㈧身体的不活潑の八項目である。これらの個々の項目の意味するところはほぼ了解可能であるが、第六項目には少し説明が必要かもしれない。ブラッドレイらは、客観的な記述方法を採用したと述べているが、第六項目では精神分析的な概念を採用しているからである。彼らは「人への興味の退行的性質」を、リビドーの一部がリビドーの發達からみて早期に属するリビドー表出経路に関係をもつ傾向と定義している。リビドーがその子の年齢にふさわしい表出形態をとらず、もっと年少の表出形態をとるというのである。要するに、遊びの興味が歴年齢に比して幼いと彼らは言うのである。これは一九三〇年ごろから、子どもの精神病理の理解や記述のために精神分析的な概念が流用されるようになっていたことの證拠である。この用語は事態を説明するのに便利なことばであったかもしれないが、現象を誤って解釈し、事実を明らかにするよりも隠蔽する要因ともなった。ブラッドレイらの列挙した八項目が、スキゾフレニアという病態を十分に表現したものでないことは、現在のDSM-Ⅳ[3]で採用されている診断基準と比較すれば明らかである。そして、ブラッドレイらの八項目を基にしたスキゾフレニアの概念は、擴張されて使用することが十分可能である。例えば、対人恐怖で自宅に引きこもっている青年を外部から観察すれば、その立ち居振る舞いはすべてこの項目に該當することになるであろう。一方、皮肉にも彼らがスキゾフレニアとしたであろう自閉症を、ありのままに観察すれば、彼らが定義したスキゾフレニアの診断基準に該當しなくなるはずである。一、三、六、七、八の項目に該當しない症例が多くあると考えられる。自閉症は、ブロイラーが考えたスキゾフレニアのような現実からの引きこもりではなく、現実における対人関係の形成の困難さ[115]なのであり、身体的に不活潑ではないし、さらに白昼夢を主な症状としない。

彼らがスキゾフレニアおよびスキゾイド・パーソナリティとして提示した十四例は、當然ながら彼らの診断基準の曖昧さゆえに、今から見るとスキゾフレニアやスキゾイド・パーソナリティと診断されるべきものであったかどうかも定かではない。例えば彼らの症例の中の、チャールズは多分自閉症であるし、メアリーは不安性障碍と診断されてしかるべきかも知れない。このような多様な病態が同じ疾病概念に含まれることになるのは、彼らの定義からして當然豫想されることであった。

この少し後で、ベンダー(9)は、彼女が勤務していたベルヴュー病院での子どもの観察に基づいて、児童期のスキゾフレニアの定義をおこなっている。それによると、十三歳以前に發症し、すべてのレベルの行動上の病理を示し、中枢神経系機能のパターンあるいは統合のあらゆる領域での病理が明らかになるのが、児童期のスキゾフレニアであった。すべてのスキゾフレニアの子どもには、副交感－植物神経機能の乱れがあり、初期の段階でのスキゾフレニア的問題の中核に不安があると彼女はいう。しかし、この論文で彼女は、生物学的所見があると述べながらも、スキゾフレニアに特徴的な生物学的所見がどのようなものかを特定していない。ベンダーがどのような臨床像を児童期のスキゾフレニアとしていたかが明らかになっていないのである。

要するに、クレペリンの早發性痴呆の發見以来、その幼児型を捜し求める研究が精力的におこなわれたが、研究者は大人の早發性痴呆あるいはスキゾフレニアの症状を子どもの言動から讀み取ろうとしたり、あるいは「退行」という用語を用いて、新たな症状を追加しようとするのであるが、結局のところ鵺のような観念としての病態を作り上げただけであったのであった。それぞれの研究者ごとに診断の基準となる症状が違うし、同じ病名のもとにさまざまな病態が含まれるという事態になっていったのである。そして、この混乱は、カナー(59)の論文が發表されるまで、いや發表されてからも約三十年の間、収拾されないままで継續するのであった。

精神病あるいは児童期スキゾフレニアと名附けられた子どもは、豫想されるがごとく、治療においても、その病名によって好ましくない影響を被った。レイザー(111)は、一九六〇年當時の幼児精神病やそれに類似すると考えられていたいろいろな概念を検討し、幼児期精神病は多くの病態の寄せ集めであり、それゆえこの概念は偽精神遅滞、早期幼児自閉症、非定型發達、共生精神病、および児童期スキゾフレニアといったものに取って代わられるべきであり、これらの病態はそれぞれ原因や精神病理で區分されるべきであると述べた。さらに、彼はその當時児童期の精神病に対して、ロボトミーや電気ショック療法が無効であるにもかかわらず、おこなわれていると報告し、多くの児童精神医学関係者がその事態を嘆いていると記している。ちなみに、レイザーは精神病的という用語を、知覚の障碍、現実吟味力の障碍、対人的孤立や引きこもり、本能エネルギーの制御困難、感情思考および行動の混乱によって示される状態であるとしている。レイザーの提言の一部は正當なものであったが、彼の重視した症状を見ると、それまでの混乱が収まるとは到底思えない。さらにレイザーが區別されるべきものとして列挙した病名は、今日的に言えば、多分レイザーの期待に反して、すべて廣汎性發達障碍に包摂されるに違いない。

わが国では、本城[50]が指摘するように、初めてカナーの早期幼児自閉症例を鷲見[132]が報告する。この報告は時代を画するものであり、鷲見の学会發表は多くの研究者の注目を集めたのであった。しかし、参加者の関心の方向は決して發展的とはいえなかった。その報告のなされた学会の会場には、當時のわが国の精神医学の指導的立場にあった人々が多く参加していたが、その中には、この症例を反応と見るか過程スキゾフレニアと見るかは観察解釈する者の判断によると論評する人がいた。診断は医師の主観によるというのであった。一方で、別の参加者からは、電撃療法をなぜしないのか、インシュリンショック療法をなぜしないのかという質問が順次なされている。ショック療法をおこない、その効果の有無が精神病の判断に逆に重要性を持つとまで發言する人もいた。今から見ると、これらは驚きを禁じえない發言であった。

この人たちは、このような子どもがスキゾフレニアと診断すべきかどうかの根拠がないにもかかわらず、児童期のスキゾフレニアとか精神病という病名に影響されて、現象を解釈するという思考に自らが陥っていることを示しているだけではない。ある治療法が百パーセント有効でかつ安全であると證明されていないにもかかわらず、その治療をおこない、それに反応すればスキゾフレニアと判断できるという無邪気な傾向の思考をも示している。これは顚倒した思考法というべきである。例えば、ショック療法の有効性が、決してスキゾフレニアの診断を保障しないことは、歴史的事実である。そのことを抜きにしても、経験的にある程度の有効性が認められているとはいえ、どこにどのように作用するか不明の治療法の効果によって診断をおこなうとする思考は、非科学的な思考であり、その無邪気さゆえに却って弊害の多い思考法である。それにもかかわらず、當時の指導的立場の人々がこのような發言を学会の会場でおこなっているという事実は、當時の研究者が共有するスキゾフレニアのパラダイム[75]が、どれほど強烈に研究者の頭を支配していたかを如実に示しているといえるであろう。むしろ、人々は見たいものだけをみると述べたカエサルのことばが、実情を率直に示しているのかもしれない。このような思考法の持ち主たちが、當時のわが国の精神医学の指導的立場を占めていたことを、われわれは今でも決して忘れるべきではないのである。多様な現実を、差異を無視して少数の観念に収斂させてしまう思考傾向を還元主義（reductionism）的思考と呼ぶとすれば、いたるところに、今でもこの思考ははびこっているからである。

さて、一九五二年にわが国でカナーの早期幼児自閉症の症例を始めて報告した鷲見は、その後自らの症例を増やし、一九六〇年に「幼年性精神病」として、その臨床研究を發表した(133)。その論文は六症例の症状の記述を主な課題としたものであるが、そのうち二例はマーラーの自閉的幼児精神病あるいはカナーの早期幼児自閉症に、そしてもう二例がマーラーの共生幼児精神病に該当すると述べつつ(84・85)、鷲見はそれらの症例を「幼児期において發病したスキゾフレニアであると考える以外には、他の既成概念としての諸精神疾患の何れにも属しめる事ができない」（五三九頁）と結論附けた。スキゾフレニアに見られる異常体験に関しては、「發病が幼少時期であるために確める事が非常に困難である。しかしながら著者の考えでは……ある種の異常体験を持っているのではなかろうか」（五三九頁）と、彼女は論じる。子どもの示す言動の中に、大人の病態の症状を讀み取り、存在しない症状は、年齢ゆえに確かめるのが困難といいつつ、それでも存在するのではないかという結論は、スキゾフレニア概念の牽強附会のなにものでもない。違いを既成のものに解消させないで、既成の概念への反證とすることこそ、科学的思考であったはずである。あるいは、レヴィ＝ストロース(81)は「学者とは正しい答えを出す人間ではなく、正しい問いを發する人間である」（一三頁）と述べている。しかし、鷲見の採った思考様式は、彼女だけに見られるものでなく、多くの研究者に、そして後に見るように當のカナーにおいてさえも見られるものであった。われわれがいかに既存の思考枠に強く縛られつつ現実を解釈する傾向を強固に内在させているかが、よくわかるのである。

三　自閉症の發見

カナー(59)が、今日自閉症といわれる病態を初めて記載したといわれている。確かに、彼が、この病態の症状を詳細に記載し、一年後にそれを早期幼児自閉症と呼んだ(60)のは事実である。しかし、名称はともかくとして、この病態を記載したのは、カナーが初めてではない。われわれの眼に触れえただけでも、その一で述べたように、イタールが詳細な状態像を記載し、治療をおこなったヴィクトールは自閉症であったし、その前にピネルが「白痴」として記載した中の何例かは、自閉症であったと思われる。さらに、ほぼ同時期の十九世紀初頭、イギリスのハスラムが一八〇九年に「狂気とメランコリーについての観察(48)」という本の中で、自閉症と思われる子どもの状態を記載している(143-147)。

ワルツとシャトック(146)によると、グレイト・オーマンド・ストリート子ども病院に勤めていたディッキンソンが、彼の神経学の患者の症例記録を一八六九年から一八八二年の間に書き残しているのであるが、その記載の中の三例は自閉症であったらしい。ディッキンソンはこれらの症例を、それぞれ「先天性痴呆」、「痴呆」「痙攣發作、てんかん様」と診断していた。三例目は痙攣發作を伴っていたため、彼がこのような診断名を附けたかと思われる。十九世紀半ばの自閉症は、ピネルやイタールの時代と同様、「白痴」や「痴呆」の領域に含まれていたことがわかる。ただ、ディッキンソンは「白痴」といった病名を別の症例に附けていたにもかかわらず、これらの症例には附けなかった(146)。その理由を、ワルツらは「情緒的接触や対人関係(146)」（一八頁）において、ディッキンソンが違いを認めていたためではないかと推測している。

二十世紀になると、ウィトマー(151)が、自閉症と思われる子どもの治療経過を報告している。ウィトマーはその症例に「恐怖精神病（fear psychosis）」という病名を與えた。彼が二歳七ヵ月のドンを診察したとき、ドンは二ヵ月前にやっと歩き出したばかりで、わずか八語を發するのみで、会話ができなかった。ドンは別のところで、精神薄弱と診断されていた。診察室でのドンは手に持ったカードに見入ったままで、椅子に坐る彼の様子は、佛教徒が坐禅を組んでいるようであり、周りにまったく注意を向けなかった。しかし、その手からカードを取り上げると、彼は突然激しく怒りだした。ドンはウィトマーに預けられて、そこで治療教育を受けることになる。入院直後の状態記載によると、彼は人形や風船やパンの塊など多くのものを恐れ、一方で物を所有するのを好み、また動くもの、例えば汽車に途轍もなく喜びを感じていた。また頑固で、外出したいとき、看護婦が混乱するに至るほど、何百回も「僕らは外出する」と繰り返したという。

ドンは五歳のときに小学校に入学した。学校の先生は、彼が讀み書きや他の課題ができるので、他の子どもと同じ能力があると考えていたそうである。ウィトマーは、ドンが示す恐怖や反対する態度や怒りや頑固さといった状態、および知能が教育によって精神薄弱のレベルから正常なレベルにまで回復した経過から、この子どもが、發達を遅滞させる精神病か治癒可能な精神薄弱の状態にあったと考えた。そこで、彼が考え出した病名が「恐怖精神病」であったのである。

ウィトマーの用いた「精神病」は、多分廣い意味での精神疾患と同じ意味であって、内因性精神病を意味する用語ではないであろう。しかし、自閉症で後に普通の知的機能を發揮するようになる子どもが、この時期精神病と考えられていたことだけは確かである。以後このような報告は影を潜め、主として一九三〇年代以降自閉症はすでに述べたように「スキゾフレニア」あるいはスキゾフレニア類似の精神病という概念枠の中で考えられるようになる。

だが、この閉塞的な思考の枠を変えたのがカナーであった。よく知られているように、カナー(59)が十一例の自閉症児を記載し、それに早期幼児自閉症という病名を附けたとき(60)、彼はスキゾフレニアのことを念頭に置きつつも、しかし、自らの記載した子どもはスキゾフレニアではないと考えていた。「かなり類似性が見られるにもかかわらず、この病態はいままで知られている他の児童期のスキゾフレニアのすべてと多くの點で異っている(59)」(二四八頁)と、彼は確信をもって書いた。この確信は、彼が観察しえた子どもの示す症状の特異性に基づいている。彼はスキゾフレニアとの違いを少なくとも三つ挙げている。一つは他の研究者によって報告された症例では、どんなに早い發症例でも、二歳までの正常な發達が認められているのに対して、彼の診察した子どもは生後すぐから極端な孤立を示していることである。「早發性痴呆」という病名の意味するところは、發症の時期はさておき、正常な發達過程の後に發症する病気ということであった。決して生まれつきの痴呆ではないはずであった。これらの子どもは生まれつきの情緒的接触の障碍である。その點で決定的に違う、というのがカナーの主張である。この主張は正當であった。第二に、これらの子どもは物に対しては優れた目的のある知的関係を結ぶ能力を示す。一方で、人と関わらざるを得ないとき、視線を合わせない。傍の人を無視する。外界への関心がないのではなく、人への関心がないのである。人の手や足が物として扱われる。これはスキゾフレニアの中核症状であるはずの無為自閉といわれる状態とは明らかに異るとカナーは言いたいのである。無為自閉の状態では、人はいうに及ばず物への関心さえ消えるのではないか。第三に孤立と同一性の保持への強力な願望があり、強迫的反復が見られる。自閉症では、この症状が中核症状の一つとされる。カナー[64]は自閉症の診断根拠として、極端な孤立と強迫的な同一性の保持の二つの症状を挙げた。スキゾフレニアでも強迫性は見られなくもない。ミンコフスキー[92]は、その強迫性の一部を病的幾何学主義と名附け、さらに「強迫現象が分裂病者に現れる場合には之とは全く違って、病者はこの現象を自己の一部と見なし、彼の全論理を動員してこの病的現象の合理性を證明しようとする」（四七―四八頁）と述べた。しかし、スキゾフレニアでは強迫や常同症は、少なくとも主要な症状ではないであろう。さらにいえば、何よりもこれらの子どもは發達するのであって、荒廢を示すことはない。一方當時のスキゾフレニアは、そもそもが荒廢を示すことを主要な症状としていたはずである。幻覚や妄想の存在の有無に関して、カナーは触れていない。しかし、今挙げた事実を念頭に置いて、自らが記載した病態はスキゾフレニアとは違った病態であるにちがいない、と自らの臨床的判断を彼は堅く信じたはずである。

そしてまた、彼の観察した子どもの多くは、それまで精神薄弱と診断されていたにもかかわらず、「子どもの知的潜在能力は基本的障碍によって覆われているだけである」(61)（七一七頁）と、子どもの示す知的ひらめきを強調し、精神薄弱とも違うことに彼は気附いていた。カナーは精神薄弱についての本も著しており(63)、精神薄弱についても詳しかったであろうが、その本の中には自閉症の記載がない。彼の中では、自閉症は精神薄弱とまったく異なる、それとは無関係の病態なのであった。

彼がスキゾフレニアのパラダイムに束縛されることなく、新たな病態を記載しえたのは、なぜであろうか。タイプで打たれたままのカナーの自傳が、アメリカ精神医学協会の図書館に保管されているらしい(97)。それをみればもっと詳しく、彼と自閉症との出会いがわかるかもしれないのであるが、彼が自閉症を、それまで記載されたことのない特有の病態であると思い附くきっかけとなったのは、彼の記載した第一番目の症例であるドナルドの診察ではないであろうか。

ドナルドの診察は、一九三八年になされており、それはカナーが児童精神科の診療を始めて八年後のことであった。もっとも彼の記載した十一例の症例で、彼の診察を受けた最初の自閉症例はドナルドではない。八番目に記載されている症例アルフレッドが最初の自閉症例であり、彼がカナーの診察を初めて受けたのは、ドナルドの診察の三年前の一九三五年であった。しかし、この子どもは一九四一年に再受診するまで、六年間カナーの診察を受けていない。他の九症例はすべて一九三八年以降に診察を受けており、しかも一九三九年から一九四三年にかけての受診であった。そして、一九四三年に、この画期的な論文が、発表されている。この経緯をみると、カナーはドナルドとの出会いによってアルフレッドを思い出したに違いない。さらに、それ以後ドナルドのような症例を注意深く観察するようになったのではないか。

ドナルドは一歳で多くの曲を歌え、二歳前に多くの人の名前や家の名前を記憶し、短い詩を暗記し、二十三番の賛美歌や長老派の二十五もの教義問答の質問と答えを覚えた。二歳でブロックやフライパンを回して遊ぶことに喜びを見出し、自分の好きなことを妨げられるとかんしゃくを起こした。一人でいることを好み、人々に無関心であった。鸚鵡返しに話し、代名詞の逆転現象を示し、字義通りにことばを用いて、その意味には柔軟性が欠けていた。カナーが自閉症の特徴として記載した症状をすべて、しかも顕著にドナルドが示していることがわかる。カナーにとってドナルドの示す症状は印象深いものであった。典型例との出会いが概念形成の契機となったであろうことは想像に難くない。

ちなみに、ドナルドは後に大学を卒業し、地方銀行に就職して、出納係として働いた。(65) カナーの提示した症例のなかで一番轉帰のよかった症例であった。今でいうと高機能自閉症なのであった。

この論文での症状記載は画期的であった。それ以前の児童期の精神病あるいはスキゾフレニアを主題とした論文の症状記載は、大人のスキゾフレニアの概念に引きずられ、その症状を念頭に置いた著者らによっておこなわれたものであった。そのため、症例の特異性に目が向けられておらず、描き出された特徴が鮮明でなく、状態像が生き生きとしていなかった。すでに述べたように、カナーは多分だれもまだ記載したことのない病態を記述しているとの確信を持ち、心がはずんだはずである。

カナーになぜこのことが可能であったのであろうか。もちろんカナーの鋭い観察眼や臨床家としての資質があってのことである。だが、もっと違った要因もあったに違いない。この論文はクーン(75) がいみじくも述べているように、パラダイムの変換を齎す論文であったのだが、パラダイム変換を齎す人物についてクーンはつぎのように述べている。

新しいパラダイムの基本的發明を遂げた人は、ほとんど、非常に若いか、パラダイムの変更を促す分野に新しく入ってきた新人かのどちらかである（一〇二頁）。

發見は、変則性に気づくこと、つまり自然が通常科学に共通したパラダイムから生じる豫測を破ることから始まる（五九頁）。

カナーが自閉症の十一例の症状記載の論文を發表したのは、彼が四十九歳のときである。この年齢は、決して若いとはいえない。しかし、そもそもカナーは内科医であり、心電図の研究をおこなっていた。ドイツでの先行きに希望を持てなかった彼は、三十歳でアメリカに移住し、一九三〇年三十六歳で児童精神科の診察を始めた(97)。そして一九三五年四十一歳で児童精神医学の教科書を書いた。カナーは精神医学に関しては新しく入ってきた人物であった。しかも大学で正規の精神医学の訓練を受けず、新大陸にやってきて、三十歳を過ぎてから初めて精神医学に取り組んだ。精神医学、なかんずく児童精神医学の領域に新しく入ってきた壮年の新人であった。そして、當時精神分析学が子どもの精神医学の主流を占めようとしていたから、彼は傍流であったはずである。さらに児童精神医学は當時未開拓の領域であった。このことが、子どもの症状の中にスキゾフレニアではない症状を見出せる要因となったに違いない。

同じことがアスペルガーに関しても言えるようである。アスペルガーの「自閉的精神病質」の論文が公表されたのは、カナーの論文が發表された次の年の一九四四年であったが、アスペルガーもまた小児科医であり、しかも治療教育的な分野を研究していた人物であった。彼もまた精神医学から見ると、異端の領域で仕事をしていたのである。[4]

アスペルガーが主題とした子どもの精神病質に関する研究に先行する研究がないわけではなかった。スハレバ[128]が、ほぼ同様の状態をすでに約二十年前に發表していた。だが、この論文はほとんど人の目を引かなかった。アスペルガーも自らの論文を書いた際、参考文献として引用していない。スハレバは、彼女がスキゾイドとした六人の子どもの症例を提示し、その特徴を次のように要約した。

㈠抽象的で図式的傾向を有し、詮索好きな思考傾向

(二)子どもの集団に入れない自閉的態度
(三)浅くて表面的な感情表出
(四)衝動的でばかばかしい行動
(五)不器用さや表情の不十分さやことばの抑揚の不十分さ

しかし、スハレバはこれらの症状とスキゾフレニアの症状との共通性を強調した。差異でなく、同一性をことさら見出そうとする、パラダイム収斂的な探求を行ったのである。

アスペルガー(4)は、「自閉的精神病質」の論文で、スハレバの記載した症例とほぼ同様の症例をわずか四例記載したにすぎなかった。しかし、この論文には、鮮明な症状記載に加えて、彼の明確な問題意識が込められていたのである。彼はこれらの症例の症状とスキゾフレニアの症状の類似性を認めつつも、妄想がなく、進行性の人格解体がないといった點を強調しつつ、これらの子どもに「自閉的知能」の存在を認めたのであった。「これらの子どもは何をおいても自發的に創造することができ、そして独自のものでしかありえない」(五五頁)、「自閉的精神病質は知的障碍がないかぎり、ほとんど皆が就労に成功し、その多くは知的な高度の専門的職業、または高い地位についているのは内心驚くほどである」（六〇頁）と彼は書いた。アスペルガーとスハレバの違いはわずかであった。彼らの子どもの特色はほぼ類似し、着目點もほぼ同じであったが、アスペルガーはそれらの子どもが今まで記載されたことのない子どもとして、その独自性に注目したのであり、スハレバは既存の概念との同一性を強調したのであった。それゆえ、スハレバの論文を読んだ研究者は、多分大人のスキゾイドと同じ状態が子どもにもみられるのであろうな、という印象しか持たず、新たな可能性を持った領域の論文であるとは思わなかったに違いない。

四　混沌とした精神病概念への埋没

(一)　カナー以後の外国の状況

カナーは、自閉症を發見し、かつそれがスキゾフレニアとは違っていると確信したはずであったが、その後この確信は大きく揺らぐことになる。彼は一九四九年の論文[62]で、デスパートから手紙をもらったことを述べている。その手紙には、スキゾフレニアが現実からの情緒的引きこもりであるとすると、年齢の區分をどこで引けばいいのかはっきりしていないというデスパートの意見が書いてあった。スキゾフレニアとはいったん成立していた現実との接触からの引きこもりの状態であるが、生まれたばかりの時期にすでにその引きこもりが始まることもあってもいいのではないかというのが、デスパートのカナーに対する批判點であった。カナーはその論文で、デスパートの意見を受け入れ、自閉症はスキゾフレニアの最早期發症と考えられるかもしれないとし、将来もスキゾフレニアから區別できるとは思わない、と述べた。そして、この論文で、親の冷たさや強迫性および物質的要求にのみ機械的に注意をむける傾向を強調した。彼は、教科書の第二版(61)でも、早期幼児自閉症を、當然ながら、児童期のスキゾフレニアの項目の中に入れたのであった。

以後アメリカでは、幼児期の精神病の議論が盛んになるが、「所属先の違う臨床家は同じ用語で違った病態を意味し、違った用語で同じ病態を意味する」(115)といった混沌とした状況になっていった。

精神病あるいはスキゾフレニアという概念は、すでに述べたように、ヨーロッパではそもそも器質的な脳の病態であることを前提としていた。しかし、重度の精神疾患を意味するようになり、しかも精神分析学的な考えの浸透により、特にアメリカでは心因が重視されるようになっていた。

スキゾフレニアに関しては、成因として偽相互性や二重拘束の理論が提唱され、はてはスキゾフレノジェニックな母親という用語まで作り出された（リッズを参照）[82]。ベイトソンら[7]はスキゾフレニアの母親が階型の違うメッセージを少なくとも二つ以上發していて、それをうまく処理できない子どもがスキゾフレニアになるとの假説を提出した。いわゆる二重拘束理論である。フロム・ライヒマン[37]がスキゾフレノジェニックな母親という概念を用いたのは、一九四八年であった。このような精神医学全体の潮流が児童精神医学に影響を與えないはずはない。この心因論を重視する考えが、自閉症の診断学的混沌に拍車をかけた。例えば、ランク[110]は、自閉症と考えられる症例を提示しつつ、カナーの強調した母親像をこの病態の病因と強引に結びつけた。未熟で自己愛的な母親の強い影響のために、子どもは發達の早期の時期にとどまっていると強調した。そして、彼によると、この状態の治療のためには、子どもを無制限に受け入れることと母親への治療が必要なのであった。彼はこの状態を「非定型の發達の子ども（children with atypical development）」と名附けた。

ところで、ブラウン[16]は非定型の發達の子ども百二十九人の追跡調査結果を發表している。それによると、五十九パーセントは大人として社会的に十分やっていけるだけの正規の学習を習得したという。追跡時の子どもの状態は、彼女の分類によると、正常が五パーセント、神経症的が二十三パーセント、シゾイドが二十六パーセントであった。この結果は後に発表されるカナー(65)の追跡調査結果と著しく異なっていた。

ベンダー(9)は、児童期スキゾフレニアの臨床像を示す百人以上の前思春期の子どもの観察に基づいて、それらの子どもの言語が模倣的で反響的で反復的あるいは保續的で強迫的であると指摘しつつ、中核の問題に不安があると述べた。さらに、スキゾフレニアの幼児型の豫後は、大人の場合と同様であって、早期に診断し積極的な治療をすれば、改善するとも述べている。彼女はどのような病態を児童期スキゾフレニアと呼んだのであろうか。轉帰を基準にするかぎり、この報告も、カナーのいう自閉症の轉帰(65)とは明らかに違っているといわざるを得ない。

マーラー(83)は、幼児期の精神病を二つに區分した。一つは自閉的幼児精神病（autistic infantile psychosis）であり、もう一つは共生幼児精神病（symbiotic infantile psychosis）であった。彼女によると、自閉的幼児精神病では、他の人間を認知する場合感情を伴わないといった状態が見られ、母親は部分対象のままであり、人間環境との接触が生まれつき缺如している。要するにこの状態は、カナーの早期幼児自閉症と同じ状態を、精神分析学の一つの流れである対象関係論的にいい換えたものであって、実際にはこれら二つは同一の状態であった。一方、共生幼児精神病では、早期の母親との共生関係が顕著で、母親との関係が対象リビドー備給の段階にまで至らない。この状態は二歳か三歳台に現れ[38]、分離不安が共生幼児精神病の子どもを押しつぶす。現実吟味力は、共生的母子関係の万能的妄想的段階に固着しているか、そこまで退行している。マーラーはこの状態こそスキゾフレニアであると考えていた。「なぜなら、スキゾフレニアの病状は精神病的に加工された同性愛的葛藤に基づくからである」[83]（二九四頁）。だがしかし、彼女は、自閉的幼児精神病も共生的幼児精神病も、純粋な例は稀であり、しばしば合併しており、自閉的構造に共生的メカニズムが重なると述べている。マーラーのこの區別は、年齢によってスキゾフレニアの症状が変化することを認めているようにも思えるが、一方でリビドー備給に構造的相違があることも認めていて、両者が違った病態であることを示唆している。しかし、実例ではしばしば合併が見られるのであった。この理論は、症状を精神分析学的に解釈しているだけであり、自閉的幼児精神病と共生幼児精神病が同じものなのか、違ったものなのかを判断する根拠を与えないだけでなく、幼児期精神病を細分化するだけであった。そのため、その後の自閉症研究に混乱を齎すことになった。その一つの例として、鷲見[133]を挙げることができる。

マーラーは心的外傷、例えばきょうだいの生誕とか分離不安体験が共生幼児精神病の發症に重要な役割を果たすと述べ、子どもの体質的な脆弱性を認めつつも共生的で過剰な不安状態にある母親、あるいは寄生的で子どもを幼児化させる母親の態度が、病因的影響を與えると述べた[84]。このころ、スキゾフレニアでも母親病因説がかなり強力に主張されていたのである。例えば、すでに述べたように、フロム‐ライヒマン[37]はスキゾフレニアを生じさせる母親という概念まで造った。だからマーラーの母親病因論はスキゾフレニアの家族病因論と無関係ではないであろう。カナーはこの時期、早期幼児自閉症の子どもでは、異常に高い比率で知的に高く強迫的で情緒的に冷たい家族が見られ、そのような傾向は対照群の子どもでは認められなかったと述べている[29]。

この頃、カナーも含めた多くの研究者が、自閉症あるいは幼児精神病に対して独自の病名を造語しつつも、心因論に関しては、不思議と一致していたのであった。この事態の中で、レイザー[111]は、幼児精神病という用語は混乱を引き起こすだけであり、これを避けるためには特定の自我機能や構造の考察に基づいた疾病論的体系を作るべきであると提唱したのであった。ケスラー[72]によると、その當時スキゾフレニアと非定型發達と幼児精神病といった一般名や自閉症とか共生精神病、あるいは器質的とか非器質的といった特定のカテゴリーがあった。そして自閉症がもっとも重要なカテゴリーであり、このことばはしばしば児童期精神病と同じ意味を有することばとしても使用されるが、他の形態の児童期精神病であると認める研究者もいるといった事態であった。

そして、高木[134]によれば、

児童分裂病として一括記載された精神障碍群には、ほとんど性格障碍と考えられるレベルから、いわゆる心因性障碍（神経症）、急性、慢性、周期性精神病、それに脳炎後遺症等を含めた痴呆疾患、さらには重度ないし非定型症状をもつ發達遅滞の一部まで含まれていたように思う。これらは今世紀後半になって、カナーのいわゆる自閉症群の定義が精緻化されるまで、何か〈異常な行動〉をするものにすべて分裂病という烙印を押すことによる〈児童分裂病記載ゲーム〉が、過去の精神医学者の間に流行していたとさえいうことができよう。（三頁）

というのが実情なのであった。

カナーの自閉症概念の發表以後二〇年経った一九六〇年代になっても、カナーの見い出した自閉症を中心にして、児童期あるいは幼児期の精神病の多くの異型の存在が主張され、それらは症状の違いによる區別だけではなく、自我構造の違いや器質性であるかどうかの違いによっても區別されていたのである。つまり、ありとあらゆる理論が幼児精神病を巡って、口角泡を飛ばして論じられたのであるが、しかも幼児精神病は全くの幻影にすぎなかったのである。多くの理論に欠けていたのは、精密な症状記載と事実を確認するための方法への意識であった。

カナーは一九六〇年代半ばでも、自閉症はスキゾフレニア圏内の疾患ではないと豫感しつつ、それを明確に主張するための根拠を持つに至っていない。(64)

(二) わが国の状況

ここで、わが国の當時の状況に言及すべきであろうが、この點について小澤(102)がすでに詳細に論じており、著者はそれ以上のことを述べるための材料を持たない。ただ、論述の進行上、われわれの関心を引く事柄を少し述べることにする。鷲見(132)が自閉症の症例を初めて報告し、さらに六例の症例を報告しつつ臨床的特徴を論じたこと[133]についてはすでに触れた。しかし、その頃わが国の精神科医は自分たちが診察した子どもが、カナーのいう早期幼児自閉症であるかどうかに自信がなかった。このあたりの事情をよく表している出来事として、一九五七年の「児童分裂病」をテーマにした比叡山の有志の会を挙げることができる。この会の実況を、高木[135]は次のように述べている。

この会には全国から百人を超える精神科医が集まり、深夜まで熱心な討論が續いた。窓ガラスの割れた宿坊には冷たい山の秋風が吹き込み、窓際の畳は雨にぬれた。この会の最大の収穫はジョンズ・ホプキンス大学のカナー教授のところから九月帰国したばかりの慶應大学の牧田清志先生が豫想もしなかったのに奥様同伴で出席し、私たちが連れていった症例を早期幼児自閉症だと診断し確認していただいたことである。誰も早期幼児自閉症の診断に確信はなかったので、牧田先生の「これがカナーの自閉症だ」と恩師直傳のお墨附きをもらったことであった。（三六八頁）

この会のテーマが「児童分裂病」であったことと、この会で提示された症例が、牧田によりカナーのいう「早期幼児自閉症」であるとお墨附きを与えられたことを考え合わせると、わが国の自閉症が児童期のスキゾフレニアの概念枠で論じられる以外になかったことは明らかである。牧田自身が[86]「世界の大部分の学者が幼児自閉症を分裂病群の一つと考える傾向にある」（五八頁）と述べ、彼自身もその説を支持していたのである。當時の児童精神医学の指導的立場にいた黒丸も、カナーの早期幼児自閉症を取り上げ、「本症こそ疾病学的にいって、子どもに見られる分裂病圏精神病のなかでもっとも典型的なものであり、かれ（カナー）はまた本症を基にして小児の自閉症状というものの本質を現象学的方法によって明らかにした[76]」（六頁）と述べている。ほとんどの研究者は、この概念枠に準拠して、子どもの症状を見ていたのである。

ただ、牧田が當時おこなった重要な臨床研究は、ここで論じておく価値がある。彼は五十例の十五歳以下のスキゾフレニアの發症年齢を調べた[86]。それによると、早期幼児自閉症は十三例、共生幼児精神病が一例、退行を伴う児童期スキゾフレニアが四例であり、これらはすべて四歳未満の發症であった。これに対して、十歳以降の發症の三十二例があり、彼はこのグループを成人のスキゾフレニアとした。この論文で牧田は、主に二つのことを主張した。一つは、十五歳以下のスキゾフレニアの發症年齢をみると、四歳以下の一群と十歳以上の一群があり、四歳から九歳の間には發症例がないことから、早期の發症例と後期の發症例は同じ疾病単位ではないのではないかという疑問が可能であるという主張をした點である。もう一つは、児童期スキゾフレニアは、スキゾフレニアの本来の定義からして、退行を伴う症例にのみ用いるべきではないかと提案したことである。ここで牧田は大魚を逃すことになる。第一の主張に対して、彼は、そのような疑問は可能であるが、「著者は廣い意味でのスキゾフレニアを扱っていると想定する」と述べたのであった。牧田のこのデータは、コルビン(73)のデータと共に、自閉症がスキゾフレニアとは違う病態であるという主張(115)の根拠の一つとなるのであるが、牧田自身はあくまでもスキゾフレニアの枠で自閉症を考えようとしていたのであった。第二の主張は、見逃されがちであるが、彼は退行型あるいは折れ線型の自閉症を観察していたのである。ただ、彼は、この症例を、カナーの純系つまり生後すぐから病的状態が始まる病態という概念を保存するために、早期幼児自閉症から區別して児童期のスキゾフレニアとしたのであった。この退行を發端とする児童期スキゾフレニアを若林(145)は後に折れ線型の自閉症として、提示することになる。ここでも牧田は優先性を失うことになる。牧田にとっては、早期幼児自閉症も児童期スキゾフレニアも、共にスキゾフレニアの亜型であるのだから、この二つを移行可能なものあるいは変異型として把握してもよかったであろうが、彼はそのような考え方をしなかった。第一の場合も第二の場合もいずれも、牧田のカナー概念への信奉によって生じたものであることはあきらかである。もう一度クーン[75]のことばを冗漫ながら引用しておこう。

> 發見は、変則性に気附くこと、つまり自然が通常科学に共通したパラダイムから生じる豫測を破ることから始まる。（五九頁）

わが国の自閉症研究史の特異性を挙げるとすれば、やはり牧田―平井論争であるだろう。カナーの下に留学した牧田が、自閉症はカナーの記述したもののみが幼児早期自閉症であり、かつスキゾフレニアの最早發型であると主張したのに対して、アスペルガーの衣鉢をつぐ平井はアスペルガーの自閉性精神病質こそが自閉症の本体であり、自閉症は性格の偏奇であると主張し、両者の間に激しい論争が繰り廣げられたことを牧田―平井論争という。その経過は小澤[102]の論述に委細が尽くされているのでここでは述べない。ただ、両者ともが、スキゾフレニアであるカナー型と性格の偏奇であるアスペルガー型があると認めることによって、この論争が終焉したところが、わが国の論争らしいといえるであろう。アスペルガー[5]が、わが国で講演をおこなった際、カナー型が精神病的で、アスペルガー型は性格の偏りであると論じており、それをもとにすると、わが国での論争の行き着く先は、見えていたというべきであろう。

ただ、平井[49]は、カナーの自閉症も経過を追えば後にアスペルガーの自閉性精神病質に変化する症例を觀察し、「自閉性という點では両者が同質」（四一頁）であり、早期幼児自閉症であっても「精神療法に応ずる場合はむしろアスペルガーのいう自閉性精神病質と考えることができる」（一八六頁）と述べた。彼はしかし、それを梃子に、最後まで自らの主張を貫き通し、カナー型とアスペルガー型は連續をなすとするデータを示すことができなかったのである。もし、この論争中に、それぞれが祖述者の立場で師の理念を主張することを繰り返すのでなく、データに基づいた論點の整理ができておれば、多分ウィング・L[148]に先駆け、アスペルガー症候群はわが国から世界に向けて發信されていたであろうことが想定できるのであったが、この思いがはかない望みでしかなかったのは残念であった。

別の觀點からの論攷も見られた。例えば高橋[136]は、「精神薄弱」の自閉症状を論じている。當時スキゾフレニアと「精神薄弱」は、合併することはあってもまったく別の病態であると考えられていたし、カナーは早期幼児自閉症を「精神薄弱」から別のものとして分離したのであるから、「精神薄弱」の自閉症状を論じることは、視點の変換なくして可能ではなかったはずである。高橋は知能指数三十以下の重度「精神薄弱」の四症例を提示し、周辺への無関心や感情の稀薄さがあり、また常同症や衒奇症あるいは拒絶症といった症状が認められるから、これらを自閉型の「精神薄弱」とすると述べた。もし、この論點を深化させていけば、當然カナーの自閉症概念を突き崩すことになったはずであり、ウィング・Lとグールド(150)の研究のように精神遅滞にこそ自閉症が多く見られるという事実を明らかにできたであろうが、高橋の思考はその方向に向かわない。彼は自閉症状の生じる原因として、

一．精神薄弱それ自身によるもの
二．精神薄弱を生じさせた脳障碍が同時に自閉性を生じさせたもの
三．元来小児分裂病でそのために「精神薄弱」が生じたもの
四．「精神薄弱」と分裂病が併發したもの
五．一種の反応機制による自閉性

の五つを挙げた。この列挙された原因は、當時アメリカで児童期スキゾフレニアの原因と考えられていたものと重なり合う。結局新しい視點をもたらすはずの事実が、既存の概念を補強するために利用されるだけなのであった。高橋自身、「カナーの early infantile autism は今日の小児分裂病の概念と全く同じではないにしても、ほぼ同じもの」（五二頁）と考えていたのである。新しい概念枠形成の材料を手にしつつ、高橋もまたスキゾフレニアの概念枠に囚われ、それを補足する論を展開しただけとなったのであった。

このようにスキゾフレニアの枠組みで語られていた自閉症の治療に関して、豫想通りわが国でもアメリカと同じ事態が生じていた。このことについて小澤[102]は次のように述べる。

外国では、例えばベンダー・Lのように、多くの自閉症児に独自の理論に基づいてショック療法を施行した報告が散見されるが、幸いなことにわが国においては筆者の知るかぎり、そのような報告はない。ただし、きくところによると、鷲見のある症例は思春期に入り、極めて多動な時期にロボトミーを受けているというし、また後述する黒丸ら（一九五四）の報告に対する追加發言で、小林が、「電気ショック、ロボトミーを実施したが、何れも無効に終わっている」と述べているから、実際にはかなりの例があるのかもしれない。（三四―三五頁）

ことほどさように、外国の理論や方法をそっくり受け入れて反復する傾向が、わが国の自閉症研究の流儀であったのだが、わが国で独自性が皆無であったわけではない。諸外国と違った點が、二つあったと考えられる。一つは現象学的に自閉症を考察した論文が見られたことである。中根(93)は自閉症児の「意識を現象学的に記述することから出發し、次いで早期幼児自閉症を幼児の人間發達の中でとらえ」（一三七六頁）るために、この論文を書いたという。彼によると、

自閉症児は孤独な存在であって、現象世界が私たちにさしのべる汝性が彼らの世界で萎縮している。構造面からいえば、このような自閉的な存在である彼らの世界は経験によってのみ成立し、共感によっては基礎づけられない。彼らは共感的指向によって新しさを直感せず、異質なというおびやかしの相貌を認識する。（一三九四頁）

のであって、「自閉症児の生きる社会は我‐汝の関係に立ちかえることのない、我‐それの関係の世界」（一三九三頁）なのであった。だが、中根の「現象学的」言い回しを濾過すると、これらの文章の述べていることは、自閉症児は自閉的であり、他者との共感性を持った関係を形成しにくく、物との関係がよいという、自閉症の症状を述べているだけなのである。そして、彼はまた、「彼らがいつまでも我‐汝の関係を結ぶことができないのは、なんらかの意味で親の態度や家族力動の歪みと関係があるように思われる」（一三九四頁）と、自閉症の成因と親の態度や家族力動を関連附けた。これもまた、すでに當時盛んに言われていたことであり、彼はそれらの学説を再確認していることになる。結局中根の展開した現象学とは、さまざまな事象や言説の「現象学的」言い換え、つまりは難解な用語による簡明な事態の複雑な表現にすぎないのであった。これが現象学の本質であるのか、それとも中根のいう現象学の限界であるのかは、判然としない。ちなみに、ボッシュ(14)は、現象学的‐人間学的に自閉症を考察し、それを生活や経験の美的‐相貌的領域における先天的あるいは早期獲得の弱さであると述べた。そして、彼は原因に関して、精神遅滞との類推から先天的要因が関與していると考えた。

ただ、今でも自閉症の症状の特異性を抽出する必要性がなくなっているわけではなく、例えば自閉症の「自閉」とはどのような状態であるかを再定義することは、課題として残っており、症状論的研究はまだ終了していないのである。だから、現象学を、新たな視點による自閉症の症状論という意味に捉えるなら、症状記述論の可能性はまだあるであろう。

もう一つは小澤(100・101)の論文である。彼は自らの論文の目的をつぎのように述べる。

現在の著者の興味は自閉的行動異常を示す児童のなかから、きわめて稀な疾患として、カナーの症状論に全く一致する〈典型自閉症〉あるいは〈真の自閉症〉をえらびだすことにはなく、既存の診断カテゴリーには少なくとも典型的なものとしては入れられないような雑多な症例、いわば〈非典型自閉症〉を詳細に検討することから、新しい自閉症研究の道を拓こうとすることにある。(100)（一四八頁）

彼の観察対象には、カナーの典型例はもちろん、精神遅滞を基盤にして自閉症状を示している症例や器質的要因があると考えられる症例があった。そして、彼によると、「このような観察者の〈期待〉から症児の行動が著しく逸脱していることこそが、われわれに自閉的だと感じさせる」(100)

（一六〇頁）、のであり、「いかなる程度の、いかなるパターンをもった対人反応の歪みが存在するかを、發達的見方をふまえて把握すべき」[100]（一五九頁）なのであった。その見方によって、種々の〈自閉度〉をもった自閉児が存在し、自閉症児には知的能力に障碍があり、同一性の保持や強迫的欲求は發達における〈のりこえ困難〉が症児に一定のパターンをおしつけた結果である、といった認識が得られている。さらに、「自閉症児の認知機能とその發達を追求していくことによって」[101]（二五頁）、「一方では精神病質とよばれるアスペルガータイプに、一方ではいわゆる精薄に連續的に移行する症例が見出され」[101]（一七頁）る。そして、發達経過を見れば、多様であり、自閉性精神病質と早期幼児自閉症を區別することはできなくなるのであった。

小澤のこの自閉症論によって、當時の主流であったカナー型とアスペルガー型の區別だけでなく、器質性や知的障碍といった状態の診斷的意義までもが、解体されていることがわかる。さらに自閉や同一性の保持といった症状も、彼の指摘した、發達や対人関係の質によって変化する事実によって、本質的症状の意味を失うことになる。[102]彼は、「自閉症範疇化の中核症状は自閉であ る」（五六八頁）とし、「自閉は人と人とのかかわりの中で生起する事態とみるべきであり、症状としてとらえるべきでない」（五六九頁）とも述べている。

小澤の指摘した點は、その後の自閉症研究の先取りであった。例えば、ウィング・L(148)によって英米圏に紹介されたアスペルガーの症例はその後カナーの症例との異同に関する問題を發生させ、アスペルガー症候群という診断名まで生み出したが、それらは徒労であることを、小澤はすでに論じていたことになる。さらに、精神遅滞との合併や器質性の扱い方に関しても、彼の指摘が時代の先を行っていたことがわかる。しかし、彼がもっとも言いたかったこと、つまり自閉は対人関係の質によって生じてくる現象であって、症状ではない、対人関係の質の変革こそ重要であるという指摘は、いまだに研究者の間で受け入れられることがない。むしろ、ますます、自閉症の器質的原因探しが盛んに行われているのである。だが、このような研究者の作業も、自閉症が多様な器質因によって生じており(例えばステフェンブルグ(130))、そして関係の中でしか自閉が生じないとしたら、徒労に終わるしかない運命なのであろう。

五　發達障碍の衣装を纏った浮上

渾沌とした児童期精神病の霧は、スキゾフレニア概念が形成されたヨーロッパ大陸からでもなく、自閉症が發見された北アメリカの大陸からでもなく、霧の都ロンドンからの風によって、吹き拂われることとなる。

カナー(59)が早期幼児自閉症の症例を提示し、この病態の詳細な症状と主要な特徴を記載した際、この病態に関するいくつかの假説を立てた。その一つは知的能力に関するものであった。これらの子どもは全体として知的發達の遅れを示し、またしばしば「精神薄弱」と診断されもしていたのであるが、これらの子どもの賢そうなあるいは深刻そうな相貌や優れた機械的記憶や物に対する手先の器用さを根拠に、カナーはこれらの子どもの知的能力は高いのであり、なんらかの理由でその能力が十分に發揮されていないと考えた。また、子どもの親で心温かい者は少なく、強迫的傾向を有し、結婚生活も冷たく形式的である、とカナー(61)は主張した。そして、當時の検査方法によっては脳の器質的変化を見い出すことができず、よってこれらの子どもには器質的病変はないと彼は結論附けた。

これらの假説をつなぎ合わせてみると、知的に問題のない、脳の器質的病変を有していない子どもが、冷たく形式的で強迫的な両親の下に生まれ、生後すぐから外界、特に人間に対して関係を持とうとせず、物との関係が良好であるといった観念構成が可能である。そして、この観念から、親、特に母親と子どもの関係が病状形成に何らかの影響を与えているとする推論まではさほど逕庭はない。母親と子どもの関係は、母親の方に主導権があると通常考えられているから、母親のパーソナリティや精神病理が引き合いに出されると、この推論は事実として容易に人々に受け入れられることとなる。カナーの原著にすでに心因論の下地がある。それを受けて、既述したように、ランク(110)やマーラー(83)は、母親のパーソナリティや精神病理が主要な要因であると指摘した。これらの論文は、心因論を念頭において、症状の形成を巧みに説明して見せたのであった。そして、このことを可能にしたのが、精神分析学であった。しかし、カナーの假説は事実に基づいた證拠によって覆されることになる。

ラター[118]らは幼児精神病の子どもの追跡調査をおこない、子どもには知的障碍を有するものがかなりあり、その轉帰が知的障碍や言語能力と大いに関連していることを示した。さらにこれらの子どもの約六分の一に、てんかん發作が合併していることも報告している。つまり、脳の器質的病変の存在が十分豫測されえるのであった。長期の追跡調査によって、器質的要因はなくまた知的機能が正常というカナーの假説が覆されるのであった。

母親のパーソナリティに関しては、クリークとイニ[22]は、精神病の子どもの母親がことさら内向的でもなく子どもに冷たいのでもないと報告した。コルビンら[73]がモーズレー・パーソナリティ評価質問紙を用いて調べたところ、母親には内向的というよりは外向的傾向があるという結果が示された。また、ピットフィールドとオッペンハイム[107]は、精神病、ダウン症そして正常の子どもの親の養育態度を調べたところ、精神病の親は他のグループの親と比較して、過保護でもなく、拒否的でもなく、また厳格でもなかったと報告した。さらに、コックスら[21]は、自閉症と重い受容性の言語障碍の子どもの親を比較し、自閉症の親に強迫的、冷たい、情緒的反応をしない、あるいは社会的に引きこもっているといった傾向は見られないと報告した。つまり、自閉症の親のパーソナリティや精神病理として、特有のものは見られなかったのである。

カントウェル[17]らは、それまでの自閉症の発生と家族要因の関係を調べた研究を展望し、自閉症の子どもと他の子どもを比較し、

一．子どもの早期幼児期にひどいストレスや外傷体験は認められない。
二．両親の精神障碍やパーソナリティの偏りはない。
三．親と子の相互交流に偏りがない。

と結論附けた。

これらの実證的研究の知見をもとにして、ラター[114]は、自閉症とスキゾフレニアでは対人関係の問題が主要特徴であり、いくつかの症状に共通のものがあるものの、以下の點で相違があると指摘した。

一．性比が違う。スキゾフレニアでは男女比がほぼ一対一であるのに対して、自閉症では三ないし四対一である。

二．自閉症とスキゾフレニアの親の社会階層が違う。自閉症の親のほうが高い階層にある。

三．自閉症の親や同胞にスキゾフレニアはまれであるが、スキゾフレニアの親や同胞では比較的よくみられる。

四．自閉症では精神遅滞がよくみられるが、スキゾフレニアではそうではない。

五．自閉症は青年期になってからも、幻覚妄想を呈することはまれであるが、これらはスキゾフレニアでは主要症状である。

六．スキゾフレニアは寛解や再發があるが、自閉症ではそういう現象はなく、病態は持續的経過を辿る。


これらの事実に基づいて、彼は自閉症がスキゾフレニアの一変異体であるという考えは、間違いである、と断言した。さらに「児童期スキゾフレニア」という用語は、その意味範囲が擴大しており、すでに意味を持たない用語となっていると述べ、もっと満足のいくものに置き換えられるべきであると主張した[116]。

かくて、自閉症への関心が世界的に高まり、それに伴って自閉症の研究論文を發表するための学術誌として、一九七一年に刊行された「Journal of Autism and Childhood Schizophrenia」は、九年目にして、雑誌名を「Journal of Autism and Developmental Disorders」に変更されることになる。以後自閉症は發達障碍の一形態として大いに研究され、診断基準が統一され、その發症に関して、遺傳的要因の関與が主張されるに至っている。また、その病態形成に関して、さまざまな假説が提唱されることになった（ヴォルクマーら[144]を参照）。

このような研究の動向の結果、自閉症はＩＣＤ‐10[154]では、精神病ではなく心理的發達の障碍の一つとされることになる。ＩＣＤ‐10[154]では、心理的發達の障碍は次のような共通點があるとされている。

一．發症は乳幼児期あるいは小児期であること
二．中枢神経系の生物学的成熟に深く関係した機能發達の障碍あるいは遅滞であること
三．精神障碍の多くを特徴づけている、寛解や再發がみられない安定した経過であること

（二四一頁）

ここで重要なのは「生物学的成熟に深く関係した機能發達の障碍あるいは遅滞」という考えである。この考えは、一見明瞭であるかのように見えるが、少なくとも自閉症では明瞭ではない。「機能發達の障碍あるいは遅滞」は自閉症の定義に含まれていないからである。自閉症はＩＣＤ‐10では廣汎性發達障碍に含まれるが、この障碍は周知の如く「相互的な社会的関係の質的な障碍、コミュニケーションの質的障碍および限局した常同的で反復的な関心」によって特徴附けられる。この定義では、自閉症では機能の障碍や遅れが重要なのではなく、対人関係機能やコミュニケーション機能の質的障碍が重要であるとされている。さらに「常同的で反復的な関心」は發達障碍そのものの表れではない。そのため、ＩＣＤ‐10（二四一頁）では、自閉症を發達障碍に含めた理由として、「偏りという用語で定義されるにせよ、（自閉症には）さまざまな程度の發達遅滞がほとんど常にみられるためである。さらに個々の症例の特色と近縁群であるということの二點で、他の發達障碍と重なるからである」と解説が施されている。他の發達障碍、主に精神遅滞が自閉症でしばしば合併するため、自閉症を發達障碍に含めたというのである。しかし、これはいささか苦し紛れの説明であることをまぬがれない。

自閉症スペクトラム障碍という概念(149)が流布し、高度の知的機能を有し、すぐれた知的活動をおこない、廣くその業績が認められている人々の中にアスペルガー症候群の人がいるとされるようになっている(例えば、フィッツジェラルド(32))。これらの人々の持つ問題を、發達障碍といってよいのであろうか。自閉症の本体は「機能發達の障碍や遲滞」で定義されるものなのであろうか、それとも、質的な偏りなのであろうか、あるいは特有の認知スタイル(47)をもった独自の存在様式なのであろうか。このことがもっと問われねばならない。

今わが国では、發達障碍の概念が擴大しつつある。例えば、杉山(131)は、「軽度發達障碍」なる概念の中に、高機能廣汎性發達障碍(高機能自閉症、高機能アスペルガー症候群、高機能の特定不能の廣汎性發達障碍)、注意缺陥多動性障碍、学習障碍、發達性協調運動障碍、軽度知的障碍を含めた。これらの諸状態は、かつて微細脳機能障碍に含まれていたのであるが(例えば、クレメンツら(19))。しかしこの概念の曖昧さゆえに、ここに含まれていた多様な病態が個々の状態の特徴に基づいて區分され新たな診断名を附與されるようになったという経緯がある。今おこなわれている軽度發達障碍の概念でこれらの病態を再び一括する動向は、この歴史を逆に辿っている感がある。ＩＣＤ-10で定義されている、児童期の多くの病態、例えばチックや非器質性遺尿症や遺糞症は中枢神経の成熟と関連する機能の障碍や遅れであるし、分離不安や行為障碍でさえも、中枢神経の成熟と関連する機能や行動の障碍といってよいであろう。つまり、児童期に固有の精神障碍のほとんどは中枢神経の成熟と何らかの関連を持つ機能障碍なのである。だからこれらの障碍を發達的に、言い換えれば中枢神経の成熟と環境の相互作用の観點から考えることはきわめて重要なことであるが、今、強いて發達障碍の概念を一層擴大させることにどのような意味があるのか。社会的視點を除けば、疾病論的にまったく意味がないのではないか。

ところで、われわれは、自閉症といわれている状態が、実は「自閉症」でないことを十分に知っている。ウィング・Ｌとグールド[150]の論文以来、自閉症の対人関係は自閉すなわち孤立型だけでなく、受動型や奇異型が見られることがよく知られている。自閉症の対人関係は特有の関係様式なのである。小澤[102]は「自閉症の中核は自閉である」（五六八頁）と述べたが、それは関係における自閉という意味であり、子どもに固有の自閉はないと主張せんがためであった。「自閉は人と人とのかかわりの中で生起する事態とみるべきであり、症状としてとらえるべきでない」（五六九頁）と彼は述べる。

自閉は人と人とのかかわりの質の一つの事態なのである。もしそうだとするなら関係の質の変化が自閉という現れを消滅させるはずである。その場合残るのは何か。特有の関係の様式である。ウィトゲンシュタインはアスペルガー症候群であったと考えられるが、(31・32・54)彼は世界を、諸対象の結合である事実から成り立っていると考えた。(152)われわれはそれにならって、自閉症と言われる人の持つ関係様式を、「事実的関係優位の関係様式」と、とりあえず名附けておこう。この場合、この状態は發達障碍とは考えられておらず、まして質的異常でもなく、特有の發達経過を辿る状態であると想定されている。この想定に立てば、「自閉症」という病名は廢止されねばならない。われわれはさらに、自閉症が發達障碍でないことを、考察しなければならない。それこそが、この病名にまつわる歴史を轉換させる梃子となりうるだろうからである。

あとがき

平成十七年に私は医療の現場を離れ、教育現場に職を得ました。書物に向かう時間が多少與えられ、また仕事場が社会学的な色調の濃い環境にありましたから、今までの仕事を社会学的に見てみようという気持が生じました。多分このような機会がなければ本書を執筆する機会は得られなかったでしょう。そのことを考えると私の轉職は私個人にとって有意義であったというべきでしょう。そのときにたまたま目にしたのが、トレント・Jrの「精神薄弱の誕生と変貌」という本でした。この本は精神遅滞が一つの社会的構成物であるという考えに基づいて、アメリカの「精神薄弱」に対する概念とそれに対する社会政策の変遷を歴史的に辿ったものでした。彼は「精神遅滞者に対するケアを科学的に専門化することの背景には、政治的意図が隠されている」と述べ、「精神薄弱」の概念の変遷の背後にアメリカの社会的政治的変化があるという當然の事柄を、具体的かつ詳細に論じていて、私は面白く讀みました。日本でも誰かがそのような視點で、日本の精神遅滞に対する政策の変遷を論述すべきであるとの感想を持ちました。

その本の中にセガンのことが書いてありました。そしてセガンがイタールの弟子であったことも知りました。イタールは本書でも取り上げた「アヴェロンの野生児」の「社会化」を試みたことで夙に有名な医学者でした。私は以前から「アヴェロンの野生児」が自閉症であると確信していましたので、「自閉症」もまた社会的概念であり、そのような觀點から自閉症史を考えてみようとの考えに至りました。このような事情が本書の基本にあります。ですから本書は自閉症の研究史ではなく、自閉症なる概念の歴史的検討についての考察であります。ごく最近出版された高岡健氏の「自閉症論の原點―定型發達者との分断線を超える―」（雲母書房）にも同じ問題意識が含まれています。興味ある問題提起がなされていますが、この本を私が目にした時、すでに本書は印刷過程にあったため、参考文献として挙げることができませんでした。

もっとも今の私には、自閉症の社会史を正面きって展開する力はありません。自らの興味の赴くところを文献に當りながら考えるというやり方で原稿を書きました。そこで書名も「自閉症考現箚記」にしました。要するにノートあるいは豫備的論攷の類です。この原稿を書き進めることによって、私にはいくつかの新しい知見が得られました。ピネルが自閉症を記載していたことと か、イタールがすでに現在の自閉症の治療を初源形態とはいえ、ほとんど試みていたことなどです。

さて、書いてはみたものの、このような試みが、他の人にも興味のあるものかどうか、全く見当も附かないままでありましたので、このようなときにいつもご意見をいただく前田志寿代さんに、草稿を送って、他の人にも興味があるものかどうかの判断をしていただくことにしました。前田さんは例の如く丁寧に原稿を讀み、いくつかのそれも重要な疑問を列挙した後で、どこかで印刷されるとよいですねとのおことばを、返書に書きしたためてくださいました。そのことばに励まされて、どこかで印刷物にしていただけるよう、文章をさらに書き溜める努力をしました。ただ、私の教育現場での職は、さまざまな事情により、一年で終了し、再び臨床現場で働くことになりました。そのため多くの人にさまざまなご迷惑をかけてしまいました。その方々には誠に申し訳ない気持で一杯です。医療現場に戻ってからは、豫想通りほとんど書物に向かう時間がなく、豫定していた文章がなかなか書けず難儀をしました。その過程で、太田多紀先生、花島綾子先生、岸信之先生といった職場での同僚にご批判を仰ぎました。さらに松本雅彦先生にも原稿を見ていただき、丁寧なご意見やご批判をいただきました。しかし、元来狭い考えしか思いつかない私であるため、これらの人々の貴重なご意見を十分に生かしていないとの忸怩たる想いがあります。ここにご意見をいただいた皆さんのご助力に心からお礼を申し上げます。

出来上がった原稿をどうしようか思い悩みました。私としては、どこかの雑誌が掲載してくれることを期待しましたが、データに基づいた論文でもなく、また研究の展望論文でもなく、多分学会誌などの雑誌では到底受諾されないことは十分豫想できました。そこで、困った挙句、これまでいくつかの仕事でお世話になっていた星和書店の畑中直子さんに手紙を書き、星和書店の出版しているどれかの雑誌に掲載していただけないかとお伺いしました。すると星和書店の社長石澤氏からじきじきに電話をいただき、前向きに検討するとのおことばをいただきました。そのとき少しほっといたしました。その後積極的に雑誌掲載を検討していただいたのですが、やはり学術雑誌では掲載が困難であるとのお返事とともに、雑誌ではなく本として出版したいとの連絡をいただきました。私としては、雑誌にでも載せていただければそれでいいと思っていましたので、本にしていただけるとは望外の喜びでした。ただ、そのためには原稿の量が少ないので本にするのは無理ではないかと危惧し、その想いを傳えました。しかし、社長は何とかなるでしょうとおっしゃいました。もし石澤社長のご英断がなければ本書は日の目を見ることがなかったでしょう。心より感謝申し上げます。

また、出版に當たっては、星和書店の近藤達哉さんに大変お世話になりました。本文の構成や文献の記載方法などを工夫していただき、そのため手を多く煩わせました。近藤さんの労に対して心からお礼申し上げます。

本書はすでに触れたように、一論攷に過ぎません。ただ、ＤＳＭ‐Ⅲ以降の最近の自閉症研究の現状を見ると、特に若手の研究者や医療従事者には、自閉症には本書で論述したような歴史があることを是非とも知っていていただきたいとの思いがあります。なるべく多くの人の目に触れ、ご批判やご意見がいただけると幸甚です。

ところで本書は上巻であります。當然下巻があるはずであり、現在それを執筆中であります。しかし、なにぶん病院勤務でありかつ体力の減弱を感じており、遅々として作業が進行しておりません。ただ、上巻に興味をもたれた方にはなるべく早く續篇をお讀みいただくべく、努力を重ねますので、今しばらくお待ちください。

平成十九年水無月　梅雨の晴れ間の西山山麓にて

石坂好樹

索　引

【A － Z】
DSM-Ⅲ　112
DSM-Ⅲ-R　113
DSM-Ⅳ　32, 36, 113, 126
ICD-10　112, 170
insanity　92
Neurose　93, 94
neurosis　95
Psychose　93, 96, 103
psychosis　91, 92, 95

【あ行】
アヴェロンの野生児　9, 11, 14, 15, 16, 22
アスペルガー　142, 157
——症候群　157, 164, 174
アナクリティック・デプレッション　62
アルツハイマー病　109, 110
異常反応人格の發展　97
イタール　17, 18, 26, 68, 80, 82, 133
——がヴィクトールに行った療育法　68
イデア論　3
イニ　167
インドのミドナプール　12, 46
ヴィクトール　22, 28, 68, 73, 82
ウィトゲンシュタイン　67, 174
ウィトマー　134
ウィング・J　31
ウィング・L　32, 157, 158, 164, 173
ヴェイラント　32
ヴォルクマー　79
ウォルフとチェス　32
ヴレイ　80
大井清吉　36
オオカミ　57
狼っ子　47
オグバーン　47, 55
小澤勲　156, 159, 162
オッペンハイム　167
驚くほどの記憶力　40
折れ線型（の自閉症）　120
親の冷たさや強迫性　146

【か行】
外因性　99
外因と内因の區別　97
隔離性痴呆　19, 43
隔離性白痴　20
隔離による痴呆　12
笠原嘉　87, 88, 109
カスパー・ハウザー　37
カーティス　62
カナー　31, 122, 133, 136, 145, 150, 166
——症候群　33
カマラ　46
——の特徴　50
柄谷行人　67
感覚が敏感　40
感覚統合訓練　71
感覚の異常　29, 32
カント　4, 9
——の不可知論　3
カントウェル　168
奇異型（の自閉症）　173
器質的　99

機能的 99
嗅覚と味覚の特別な發達 29
急性發症 119
教育的方法 79
強迫的な同一性の保持 137
極端な孤立 29, 136, 137
クリーク 167
グリージィンガー 91, 92
グールド 158, 173
クレペリン 93, 116, 123
グレベルスカヤ-アルバッツ 119
黒丸正四郎 154
クーン 140, 156
軽度發達障碍 172
ケスラー 107, 112, 150
ゲゼル 47
ゲラン夫人 70, 80
――の果たした役割 80
ゲルダー 88, 89
言語ゲーム 67
――を共有しない他者 67
現実との接触の喪失 123
現象学的に自閉症を考察 160
行動療法 70
――的手法 79
廣汎性發達障碍 113, 129, 171
心の理論 44, 107
コックス 167
コミュニケーション手段の確立 80
孤立型（の自閉症） 173
ゴールドファーブ 62
コルビン 155, 167
コンディヤック 6, 8, 14, 71

【さ行】
最早發性痴呆 116, 117
シェーピング技法 70
視覚的手がかりの利用 80
自我の働き 111
シカール 17
事実的関係優位の関係様式 174
児童精神医学 141
ジニー 64
自閉症
――環境因説 122
――スペクトラム 45, 172
早期幼児―― 131, 133, 136, 148, 155
――の社会化 81, 83
――の治療法あるいは介入法 79
――様の症状 34, 65, 66
自閉性障碍 32, 36
自閉的思考 123
自閉的精神病質 142, 143
自閉的知能 143
シムズ 89
社会的構成物 5
シャタック 20, 30, 69, 81
シャトック 134
重症の精神障碍 89
受動型（の自閉症） 173
シュナイダー 103, 105
受容性の言語障碍 167
情緒的接触
――の缺如 27
――の障碍 136
常同的行動 30
心因論 31, 112, 147, 166
シング牧師 46, 49
――の日記 49, 50
神経症のレベル 109
心理的（および身体的）剝奪 62, 64, 65
心理的發達の障碍 170
スキゾイド 142
――パーソナリティ 125
スキゾフレニア 108, 112, 113, 115, 130, 168
子どもの―― 118, 119
思春期の―― 118
児童期（の）―― 120, 123, 127,

130, 169
——の最早期發症　146
スキゾフレノジェニックな母親　147
杉山登志郎　172
スキューズ　65
優れた機械的記憶　165
スハレバ　118, 142
スピッツ　62
鷲見たえ子　129, 131, 149, 152
精神薄弱　122, 138, 158
——の自閉症状　157
精神病　87, 91, 105, 108, 110
——(Psychose)　96
——の心因説　112
——のレベル　109
共生幼児——　131, 148
恐怖——　134
自閉的幼児——　131, 148
早期児童期の——　107
幼児——　167
幼児期——　128, 149
精神分析学　110
セガン　18, 19, 72, 79
躁鬱病　97
相互的意思傳達　74
早發性痴呆　98, 115, 116
最——　116, 117
素朴な動作性言語の存在　74

【た行】
退行型（の自閉症）　120, 123, 155
退行という概念　123
退行を發端とする児童期スキゾフレニア　155
対人関係　29
ダーウィン　7
ダウマー　39
ダウン　8
高木隆郎　151, 153
高橋彰彦　157
単一（性）精神病　93, 94
段階的な教育方法　80
超環境主義　63
長期の追跡調査　167
ツィーエン　95
ヴィング　12, 20, 47, 49, 57, 61, 62
ディッキンソン　134
デカルトの懐疑　3
デ・サンクティス　116, 117
デスパート　122, 145
動物磁気　41, 45
ドナルド　81, 138
トレッドゴールド　20
トレント・ジュニア　5, 82

【な行】
内因性　97, 99, 102
——精神病　100, 105, 106
中根晃　160
中野善達　36, 63
二重拘束の理論　147
「人間不平等起源論」　8
認識の相対主義　4

【は行】
ハウリン　79
破瓜病　115
パーク　35
白痴の環境因説　19
剥奪状態　62
極度の——　65
重度の——　65
ハスラム　32, 133
パーソナリティの解体　108
發達障碍　107, 170
母親のパーソナリティ　166, 167
母親病因説　150
ハーバート　81
反證可能　4
ピットフィールド　167
非定型の發達の子ども　147

人の関わりに無関心　29
ピネル　14, 15, 16, 33, 91
病的過程　97
　精神的――　103
病的幾何学主義　137
平井信義　157
フェゴ人　7
フォイエルバッハ　38, 42
フォイヒテレズレーベン　94
フーコー　5, 14, 94
藤永保　36, 43, 62, 65
物質的要求にのみ機械的に注意を向ける傾向　146
フーバー　105
ブラウン　124, 147
ブラッドレイ　124
プラトン　3
　――主義　3, 4
フロイト　110
ブロイラー　115, 116, 119
フロイント　58
フロム-ライヒマン 147, 150
ベアード　95
ベイトソン　147
ベッテルハイム　31, 42, 55
ヘラー　116
変質性精神病　97
ベンダー　127, 148
ペンローズ　3
ボス　47
ボッシュ　161
ポッター　120
ボナテール　11, 16, 23
ポパー　4

【ま行】
牧田清志　153, 154
牧田―平井論争　156
松本雅彦　95
マーラー　148, 166
マルソン　12, 13, 20, 37
慢性發症　119
未熟で自己愛的な母親　147
ミンコフスキー　137
無感覚　29
メナトリー　57
モーズレー　92
物に対しては優れた目的のある知的関係　137
物に対する手先の器用さ　165-166

【や行】
ヤスパース　96, 99, 100, 102, 108
野生児　6, 7, 8, 12, 61, 67
　――幻想　28
野生人　6, 10, 11, 14, 38, 61
野生の思考　63
幼児痴呆　116

【ら行】
ラウベルグ　19
ラター　36, 44, 65, 168
ランク　147, 166
リビドー　122, 125
了解可能　100
了解不可能　100
了解不能性　108
リンネ　9, 11, 14
ルソー　8
レイザー　128, 150
レイン　28, 35
レヴィ＝ストロース　13, 20, 63, 132
レペ　17

【わ行】
若林愼一郎　155
ワルツ　134

参考文献

1）American Psychiatric Association (1980). *Diagnostic and statistical manual of mental disorders, third edition.* Washington. D.C., American Psychiatric Association.

2）American Psychiatric Association (1987). *Diagnostic and statistical manual of mental disorders, third edition revised.* Washington, D.C., American Psychiatric Association.

3）American Psychiatric Association (1994). *Diagnostic and statistical manual of mental disorders, fourth edition.* Washington. D.C., American Psychiatric Association.

4）Asperger, H. (1944). Die 'autistischen Psychopathen' im Kinderalter. *Archiv für Psychiatirie und Nervenkrankheiten,* ***117***, 76－136. 詫摩武元，高木隆郎訳（2000).「小児期の自閉的精神病質」高木隆郎，M. ラター，E. ショプラー編『自閉症と發達障害研究の進歩』2000/vol.4 (pp. 30－68). 東京，星和書店.

5）Asperger, H. (1966). Probleme des Autismus.「児童精神医学とその近接領域」*7*, 1－10. 平井信義訳（1967).「小児期における自閉症の諸問題」『小児の精神と神経』*7*, 205－212.

6）Baron-Cohen, S., Leslie, A.M. & Frith, U. (1985). Does the autistic child have 'theory of mind'? *Cognition,* ***21***, 37－47.

7）Batoson, G., Jackson, D.D., Haley, J. et al. (1956). Toward a theory of schizophrenia. *Behavioral Science,* ***1***, 251－264.

8）Beard, G (1880). A practical treatise on nervous exhaustion (neuro-asthenia). In Goshen, C.E. (ed.) (1967). *Documentary history of psychiatry: A source book on historical principles* (pp. 180－201). London, Vision.

9）Bender, L. (1947). Childhood schizophrenia: Clinical study of one hundred schizophrenic children. *American Journal of Orthopsychiatry,* ***17***, 40－56.

10）Bettelheim, B. (1959). Feral children and autistic children. *American Journal of Sociology,* ***64***, 455－467. 石橋由美訳（1978).「野生児と自

閉症児」中野善達編訳『野生児と自閉症児―狼っ子たちを追って―』(pp. 27－62). 東京, 福村出版.

11) Bettelheim, B. (1967). The empty fortress. New York, Free Press.

12) Bleuler, E. (1911). Dementia Praecox oder Gruppe der Schizophrenien. Leipzig, Franz Deuticke.　飯田真, 下坂幸三, 保崎秀夫, 安永浩訳 (1974).『早發性痴呆または精神分裂病』東京, 医学書院.

13) Bleuler, E. (1920). Lehrbuch der Psychiatrie, 3 auflage. Berlin, Julius Springer.

14) Bosch, G. (1962). Der frühkindliche Autismus : Eine klinische und phänomenoligisch-anthropologische Untersuchung am Leitfaden der Sprache. Berlin, Springer. Jordan, D & Jordan, I (translate) (1970). Infantile autism : A clinical and phenomenological-anthropological investigation taking language as the guide. New York, Springer.

15) Bradley, C. & Bowen, M. (1941). Behavior characteristics of schizophrenia in children. *Psychiatric Quarterly,* ***15***, 296－315.

16) Brown, J.L. (1963). Follow-up of Children with atypical development (infantile psychosis). *American Journal of Orthopsychiatry,* ***33***, 855-861.

17) Cantwell, D.P., Baker, L. & Rutter, M. (1978). Family factors. In Rutter, M. & Schopler, E. (eds). Autism : A reappraisal of concepts and treatment (269－296). New York, Plenam Press

18) Casas, Bartolome de las (1552). Brevisima relecion de la destruccion de las indias.　染田秀藤訳 (1976).『インディアスの破壊についての簡潔　な報告』東京, 岩波書店.

19) Clements, S.D., Peters, J.E. & Rock, L. (1962). Minimal brain dysfunctions in the school age child. *Archives of General Psychiatry,* ***6***, 17－29.

20) Condillac, E.B. de (1746). Essai sur l'origine des connaissances humaines, ouvrage ou l'on reduit a un seul principe tout ce qui concerne l'entendement humain. Amsterdam, Pierre Mortier. 古茂田宏訳 (1994).『人間認識起源論』上・下. 東京, 岩波書店.

21) Cox, A., Rutter, M,. Newman, S. & Bartak, L. (1975). A comparative study of infantile autism and specific developmental receptive language disorders: Ⅱ, Parental characteristics. *British Journal of Psychiatry,* ***126***, 146－159.

22) Creak, M. & Ini, S. (1960). Families of psychotic children. *Journal of Child Psychology and Psychiatry,* ***1***, 156－175.

23) Curtiss, S. (1977). Genie: A psycholinguistic study of a modern-day "wild child". New York, Academic Press. 久保田競, 藤永安生訳(1992)『ことばを知らなかった少女ジーニー―精神言語学研究の記録―』東京, 築地書館.

24) Darwin, C. (1845). Journal of research into the natural history and geology of the countries visited during the voyage of H.M.S. Beagle round the world, etc. second edition, with corrections and additions. London, Henry Coloburn. 島地威雄訳 (1959)『ビーグル号航海記』上・中・下. 東京, 岩波書店.

25) Dennis, W. (1941). The significance of feral man. *American Journal of Psychology,* ***54***. 谷本忠明訳 (1978)「野生人の持つ意義」中野善達編訳『遺伝と環境―野生児からの考察―』(pp.183－198). 東京, 福村出版.

26) de Sanctis, S. (1906). Sopra alcune varieta bella demenza pracoce. *Rivista Sperimentale di Freniatirca,* ***32***, 141－165. 田中浩一郎 , 石坂好樹訳 (2001)「早發性痴呆のいくつかの種類について」『児童青年精神医学とその近接領域』***42***, 419－436.

27) Despert, J.L.(1938). Schizophrenia in children. *Psychiatric Quarterly,* ***12***, 366－371.

28) Down, J. L. H. (1867). Observations on an ethnic classification of idiots. *Journal of Mental Science,* ***13***, 121－123.

29) Eisenberg, L. & Kanner, L. (1956). Early infantile autism, 1943－1955. *American Journal of Orthopsychiatry*, 556－566.

30) Feuerbach, P. J. A. von (1832). Kaspar Hauser: Beispiel eines Verbrechens am Seelenben des Menschen. Ansbach. 中野善達, 生和秀敏訳 (1977)『カスパー・ハウザー―地下牢の 17 年―』東京, 福村出版.

31) Fitzgerald, M. (2000). Did Ludwig Wittgenstein have Asperger's syndrome? *Europian Child and Adolescent Psychiatry,* ***9***, 61－65.

32) Fitzgerald, M. (2004). Autism and creativity: Is there a link between autism in men and exceptional ability? Hove, East Sussex, Brunner-Routledge.

33) Foucault, M. (1961). Histoire de la folie à l'age classique. Paris, Polan. 田村俶訳 (1975)『狂気の歴史―古典主義時代における―』東京, 新潮社 .

34) Foucault, M. (1963). Naissance de la clinique: Une archeologie

du regard medical. 神谷美恵子訳（1969）臨床医学の誕生. 東京, みすず書房 .

35）Freud, S.（1924）. Neurose und Psychose. *International Zeitschrift für Psychoanalise*, ***10***, 1－5. 加藤正明訳（1969）「神経症と精神病」フロイド選集改訂版10『不安の問題』（pp.175－182）. 東京, 日本教文社.

36）Freund, W.（1988）. Der Wolfsmensch. Ansburg, Weltbild. 日高敏隆監修, 今泉みね子訳（1991）『オオカミと生きる』東京, 白水社.

37）Fromm-Reichmann, F.（1948）. Notes on the development of treatment of schizophrenics by psychoanalytic psychotherapy. *Psychiatry*, ***11***, 263－273.

38）藤永保（2001）『ことばはどこで育つか』東京, 大修館書店.

39）Gelder, M., Gath, D. & Mayou, R.（1989）. *Oxford textbook of psychiatry, second edition.* Oxford, Oxford University Press.

40）Gelder, M., Gath, D., Mayou, R. & Cowen, P.（1996）. *Oxford textbook of psychiatry, third edition.* Oxford, Oxford University Press.

41）Gesell, A.（1941）. Wolf child and human child. New York, Harper & Brothers. 生月雅子訳（1967）『狼にそだてられた子』東京, 家政教育社.

42）Goldberg, W.A., Osann, K., Filipek, P.A. et al.（2003）. Language and other regression: Assesssment and timing. *Journal of Autism and Developnmental Disorders*, ***33***, 607 － 616.

43）Goldfarb, W.（1945）. Effects of psychological deprivation in infancy and subsequent stimulation. *American Journal of Psychiatry*, ***102***, 18－33.

44）Grebelskaja-Albatz, E.（1934）. Zur Klinik der Schizophrenie des frühen kindesalters. *Schweizer Archiv für Neurologie und Psychiatrie*, ***34***, 244－253. 高橋隆夫, 若林愼一郎訳（1993）「早期児童期の精神分裂病の臨床について」（前半）『児童青年精神医学とその近接領域』***34***, 364 －372.

45）Grebelskaja-Albatz, E.（1935）. Zur Klinik der Schizophrenie des frühen kindesalters. *Schweizer Archiv für Neurologie und Psychiatrie*, ***35***, 30－40. 高橋隆夫 , 若林愼一郎訳（1993）「早期児童期の精神分裂病の臨床について」（後半）『児童青年精神医学とその近接領域』***34***, 474－483.

46）Griesinger, W.（1876）. Pathologie und Therapie der psychischen

Krankheiten für Aerzte und Studierende, Vierte Auflage. Braum-Schweig, Friedrich Wreden.

47) Happé, F. (1999). Autism: Cognitive deficit or cognitive style? *Trend in Cognitive Sciences,* ***3****,* 216 – 222

48) Haslam, J.L. (1809). Observations on madness and melancholy. London, G. Hayden. (Vaillant, 1962 より引用).

49) 平井信義 (1968)『小児自閉症』東京, 日本小児医事出版社.

50) 本城秀次 (2005)「名古屋大学における児童青年精神医学」『児童青年精神医学とその近接領域』***46***, 207 – 221.

51) Howlin, P. (2004). Autism and Asperger syndrome: Preparing for adulthood, second edition. London, Ruotledge.

52) Huber, G. (1981). Psychiatrie: Systematischer Lehrtext für Studenten und Ärzte. Stuttgart, Schattaur GmbH. 林拓二訳 (2005)『精神病とは何か—臨床精神医学の基本構造—』東京, 新曜社.

53) 市古貞次校注 (1958)『日本古典文学体系 38　御伽草子』東京, 岩波書店.

54) 石坂好樹 (2003)「Asperger症候群の認識形式について— Wittgenstein の著作を足がかりにして—第一部 Wittgenstein は Asperger 症候群か」『児童青年精神医学とその近接領域』***44***, 231 – 251.

55) Itard, E.M. (1801). De l'education d'un homme sauvage ou de premières dévelopments physiques et moraux du jeune sauvage de l'Aveyron. Paris, Gouyon. 中野善達, 松田清訳 (1978)「野生人の教育についてあるいはアヴェロンの野生児の身体的精神的な初期發達について」中野善達, 松田清訳『新訳アヴェロンの野生児—ヴィクトールの發達と教育』(pp. 9 – 80). 東京, 福村出版.

56) Itard, E.M. (1807). Rapport fait à son excellence le Ministre de l'Intérieur, sur les nouveaux dévelopments et l'état actuel du sauvage de l'Aveyron. Paris, Imprimerie Imperiale. 中野善達, 松田清訳 (1978)「アヴェロンの野生児の新しい發達および現状に関する内務大臣閣下への報告」中野善達, 松田清訳『新訳アヴェロンの野生児—ヴィクトールの發達と教育』(pp. 81 – 141). 東京, 福村出版.

57) Jaspers, K. (1913). Allgemaine Psychopathologie: Für Studierende, Ärzte und Psychologen. Berlin, Julius Splinger. 西丸四方訳 (1971).『精神病理学原論』東京, みすず書房.

58) Jaspers, K. (1948). Allgemaine Psychopathologie, Fünfer Auflage. Berlin, Splinger. 内村祐之, 西丸四方, 島崎敏樹, 岡田敬蔵訳『精神病

理学総論』上（1953），中（1955），下（1956）．東京，岩波書店．
59）Kanner, L.（1943）. Autistic disturbances of affective contact. *Nervous Child,* ***2***, 217－250.
60）Kanner, L.（1944）. Early infantile autism. *Journal of Pediatrics,* ***25***, 211－217.
61）Kanner, L.（1948）. Child psychiatry, second editon. Springfield, Illinois, C.C. Thomas.
62）Kanner, L.（1949）. Problems of nosology and psychodyamics in early infantile autism. *American Journal of Orthopsychiatry,* ***19***, 416－426.
63）Kanner, L.（1964）. A history of the care and study of the mentally retarded. Springfield, Illinois, C.C. Thomas. 中野善達，大井清吉，津曲裕次訳（1976）『精神薄弱の教育と福祉の歩み』東京，福村出版．
64）Kanner, L.（1965）. Infantile autism and the schizophrenia. *Behavioral Science,* ***10***, 412－420.
65）Kanner, L.（1971）. Follow-up study of eleven autistic children originally reported in 1943. *Journal of Autism and Childhood Schizophrenia,* ***1***, 119－145.
66）Kant, I.（1783）. Prolegomena zu einen jeden künttigen Metapysik, die als Wissenschaft wird auftreten können. 篠田英雄訳（1977）『プロレゴメナ』東京，岩波書店．
67）Kant, I.（1784）. Beantwortung der Frage: Was ist Aufklärung. 篠田英雄訳（1974）『啓蒙とはなにか』東京，岩波書店．
68）柄谷行人（1986）『探求 Ｉ』東京，講談社．
69）笠原嘉（1998）『精神病』東京，岩波書店．
70）笠原嘉，金子寿子（1981）「外来分裂病（仮称）について」藤縄昭編『分裂病の精神病理 10』（pp.23－42）．東京，東京大学出版会．
71）加藤正明，保崎秀夫，笠原嘉ら編（1993）『新版精神医学事典』東京，弘文堂．
72）Kessler, J.W.（1966）. Psychopathology of childhood. Englewood Cliff, New Jersey, Prentice-Hall.
73）Kolvin, I., Garside, R.F. & Kidd, J.S.H.（1971）. Parental personality and attitude and childhood psychose. *British Journal of Psychiatry,* ***118***, 403－406.
74）Kraepelin, E.（1913）. Psychiatrie: Ein Lehrbuch für Studierende und Ärzte, Achte Auflage. Leipzig, Johann Ambrosius Barth. 西丸四方，西丸甫夫訳（1986）『精神分裂病』東京，みすず書房．

75) Kuhn, T.S. (1962). The structure of scientific revolutions. Chicago, The University of Chicago Press. 中山茂訳（1971）『科学革命の構造』東京, みすず書房.

76) 黒丸正四郎（1966）「児童分裂病概念の変遷」『精神医学』**8**, 5－16.

77) 黒丸正四郎, 小西輝夫（1954）「幼年分裂病について」『精神神経学雑誌』**56**, 641－642.

78) Lane, H. (1976). The wild boy of Aveyron. Cambridge, MA., Harvard University Press. 中野善達監訳（1980）『アヴェロンの野生児研究』東京, 福村出版.

79) Lévi-Strauss, L. (1949). Les structures élémentaires de la parenté. Paris, Presses Universitaires de Paris. 馬渕東一, 田島節夫監訳（1977）『親族の構造』上, 東京, 番町書房.

80) Lévi-Strauss, L. (1962). La pensée sauvage. Paris, Plon. 大橋保夫訳（1976）『野生の思考』東京, みすず書房.

81) Lévi-Strauss, C. (1964). Mythologiques: Le cru et le cuit. Paris, Plon. 早見洋太郎訳（2006）『神話論理 I, 生のものと火を通したもの』東京, みすず書房.

82) Lidz, T. (1973). The origin and treatment of schizophrenic disorders. New York, Basic Bokks. 三浦岱栄監修, 阪本良男, 河口礼子訳（1976）『分裂病・家族・個人』東京, 国際医書出版.

83) Mahler, M.S. (1952). On child psychosis and schizophrenia: Autistic and symbiotic infantile psychoses. *Psychoanalitic Study of the Child*, ***7***, 286－305.

84) Mahler, M & Gosliner, B.J. (1955). On symbiotic child psychosis: Genetic, dynamic and restitutive aspects. *Psychoanalitic Study of the Child*, ***10***, 195－212.

85) 牧田清志（1966）「幼児自閉症とその周辺」『児童精神医学とその近接領域』*7*, 54－74.

86) Makita, K. (1966). The age of onset of childhood schizophrenia. *Folia Psychiatrica et Neurologica Japonica*, ***20***, 111－119.

87) Malson, L. (1964). Les enfants sauvages: Mythe et réalité. Paris, Union generale d'editions. 中野善達, 南直樹訳（1977）『野生児―その神話と真実―』東京, 福村出版.

88) 松本雅彦（1987）『精神病理学とは何だろうか』東京, 悠久書房.

89) Maudsley, H. (1868). Psysiology and pathology of mind, second edition. London, Macmillan.

90）McConnell, S.R. (2002). Interventions to facilitate social interaction for young children with autism: Review of available research and recommendations for educational intervention and future research. *Journal of Autism and Developmental Disorders*, ***32***, 351－372.

91）Ménatory, G. (1989). Le loup du mythe a la réalité. Paris, Stock. 高橋正男訳（1998）『オオカミ―神話から現実へ―』東京, 東宣出版.

92）Minkowski, E. (1953). La schizophrenie: Psychopathologie des schizoïds et des schizophrenes. Paris, Desclee de Brower. 村上仁訳（1954）『精神分裂病―分裂病性性格及び精神分裂病者の精神病理学―』東京, みすず書房.

93）中根晃（1966）「幼児の自閉的精神生活について―早期幼児自閉症の現象学と人間学―」『精神神経学雑誌』***68***, 1375－1397.

94）中野善達編訳（1978a）『遺伝と環境―野生児からの考察―』(pp.10－11). 東京, 福村出版.

95）中野善達（1978b）「訳者あとがき」中野善達編訳『野生児と自閉症児―狼っ子たちを追って―』(pp.245－246）東京, 福村出版.

96）中野善達（1978c）「訳者あとがき」中野善達, 福田廣訳『野生児の世界』(pp.284－285）福村出版.

97）Neumärker, K-J. (2003). Leo Kanner: His years in Berlin, 1906－24: The roots of autistic disorder. *History of Psychiatry*, ***14***, 205－218.

98）Ogburn, W.F. & Bose, N.K. (1959). *Genetic Psychology Monographs*, ***60***, 117－193. 中川伸子訳（1978）「『カマラとアマラの話』の真実性―現地調査報告―」中野善達編訳『野生児と自閉症児―狼っ子たちを追って―』(pp.107－244）東京, 福村出版.

99）大井清吉（1983）「訳者解説」大井清吉, 松矢勝宏訳『イタール・セガン教育論』(pp.245－249）東京, 明治図書出版.

100）小澤勲（1968）「幼児自閉症論の再検討―症状論について―」『児童精神医学とその近接領域』***9***, 147－171.

101）小澤勲（1969）「幼児自閉症論の再検討―疾病論について―」『児童精神医学とその近接領域』***10***, 1－31.

102）小澤勲（1984）『自閉症とは何か』東京, 精神医療委員会.

103）Park, C.C. (2001). Exiting nirvana: A daughter's life with autism. Boston, Little, Brown and Company.

104）Penrose, R. (1989). The emperor's new mind. Oxford, Oxford University Press. 林一訳（1944）『皇帝の新しい心―コンピュータ・

心・物理的法則—』東京, みすず書房.
105) Pinel, P. (1800). Rapport fait à la Société de Observateurs de l' Homme sur l' enfant connu sous le nom de sauvage de l' Aveyron. 中野善達, 松田清訳 (1978)『新訳アヴェロンの野生児』(pp.144－169) 東京, 福村出版.
106) Pinel, P. (1801). Traité mèdico-philosophique sur l' aliénation mentale, ou la manie. Paris, Caille et Ravier. 秋元波留夫 (1975)「精神病に関する医学—哲学論稿」秋元波留夫編著『作業療法の源流』(pp.23－51) 東京, 金剛出版.
107) Pitfield, M. & Oppenheim, A.N. (1964). Child rearing attitudes of mothers of psychotic children. *Journal of Child Psychology and Psychiatry,* ***5***, 51 － 57.
108) Popper, E.R. (1972). Conjectures and refutations: The growth of scientific knowledge, forth editon. London, Routledge and Kegan Paul. 藤本隆志, 石垣壽郎, 森博訳 (1980)『推測と反駁—科学的知識の發展—』東京, 法政大学出版局.
109) Potter, H.W. (1933). Schizophrenia in children. *American Journal of Psychiatry,* ***12***, 1253－1270. 翁長晃, 山下俊幸, 高木隆郎訳 (1982)「子どもの精神分裂病」『児童精神医学とその近接領域』***23***, 181－192.
110) Rank, B. (1949). Adaptation of the psychoanalytic technique for the treatment of young children with atypical development. *American Journal of Orthopsychiatry,* ***19***, 130－139.
111) Reiser, D.E. (1963). Psychosis of infancy and early childhood, as manifested by children with a typical development (concluded). *New England Journal of Medicine,* ***269***, 844 － 850.
112) Rogers, S. & Ozonoff, S. (2005). What do we know about sensory dysfunction in autism? A critical review of empirical evidences. *Journal of Psychology and Psychaitry,* ***46***, 1255－1268.
113) Rousseau, J. (1755). Le discourse sur l' origine et le fondements de l'inégalité parmi les hommes. Amsterdam, Rey. 小林善彦, 井上幸治訳 (2005)『人間不平等起源論・社会契約論 』(pp.1－198) 東京, 中央公論新社.
114) Rutter, M. (1968). Concepts of autism: A review of research. *Journal of Child Psychology and Psychiatry,* ***9***, 1－25.
115) Rutter, M. (1972). Childhood schizophrenia reconsidered. *Journal of Autism and Childhood Schizophrenia,* ***2***, 315－337.

116) Rutter, M. (1972). Maternal deprivation reassessed. Middlesex, Penguin. 北見芳雄, 佐藤紀子, 辻祥子訳 (1979)『母親剥奪理論の功罪』東京, 誠信書房.
117) Rutter, M., Anderson-Wood, L., Beckett, C. et al. (1999). Qauas-autistic patterns following severe early global privation. *Journal of Child Psychology and Psychiatry*, ***40***, 537－549.
118) Rutter, M., Greenfeld, D., and Lockyer, L. (1967). A five to fifteen year follow-up study of infantile psychosis: Ⅱ, social and behavioural outcome. *British Journal of Psychiatry*, ***113***, 1183－1199.,
119) Rymer, R. (1993). Genie: An abused child's flight from silence. New York, Harpercollins. 片山陽子訳 (1995)『隔絶された少女の記録』東京, 晶文社.
120) Schneider, K. (1962). Klinische Psychopathologie, Sechste, verbesserte Auflage. Stuttgart, Georg Thieme. 平井静也, 鹿子木敏範訳 (1989)『臨床精神病理学』東京, 文光堂.
121) Seguin, E.A. (1846). Traitement moral, hygiène et éducation des idiots et des autre enfants arriérés ou retardés dans leur dévéloppement, agités de mouvements involontaires, déviles, muet non-sourds, bègues.. Paris, Bailliere. 大井清吉 , 松矢勝宏訳 (1983)「白痴の道徳的療法, 衛生および教育」大井清吉, 松矢勝宏訳『イタール・セガン教育論』(pp.110－244) 東京, 明治図書出版.
122) Seguin, E. (1866). Idiocy and its treatment by the physiological method. New York, Teacher collage, Columbia University. 末川博監修, 薬師川虹一訳 (1973)『障害児の治療と教育』京都, ミネルヴァ書房.
123) Shattuck, R. (1980). The forbidden experiment: The story of the wild boy of Aveyron. 生月雅子訳 (1982)『アヴェロンの野生児―禁じられた実験―』東京, 家政教育社.
124) Sims, A.C.P. (2003). Symptoms in the mind: An introduction to descriptive psychopathology, third editon. London, Saunders.
125) Singh, J.A.L. and Zingg, R.M. (1942). Wolf-children and feral man. New York, Harper and Brothers. 中野善達, 清水知子訳 (1977)『狼に育てられた子』東京, 福村出版.
126) Skuse, D. (1984). Extreme deprivation in early childhood-Ⅱ, Theoretical issues and a comparative review. *Journal of Child Psychology and Psychiatry*, ***25***, 543－572.
127) Spitz, R.A. (1946). Anaclitic depression: An inquiry into the genesis

of psychiatric conditions in early childhood, Ⅱ. *Psychoanalytic Study of the Child,* ***2,*** 313－342.

128) Ssucharewa, G.E.(1926). Die schizoiden Psychopathien im Kindesalter. *Monatsschrift für Psychiatrie und Neurologie,* ***60,*** 235－264.

129) Ssucharewa, G. (1932). Über den Verlauf der Schizophrenien im Kindesalter. *Zeitschrift für die gesamte Neurologie und Psychiatrie,* ***142***, 309 － 321. 堀要訳（1980）「小児期精神分裂病の経過について」『児童精神医学とその近接領域』***21***, 343－352.

130) Steffenburg, S. (1991). Neuropsychiatric assessment of children with autism: A population-based study. *Developmental Medicine and Child Neurology,* ***33,*** 495－511.

131) 杉山登志郎（2000）「軽度發達障害」『發達障害研究』***21***, 241－251.

132) 鷲見たえ子（1952）「レオ・カナーのいわゆる早期幼年期自閉症の症例」『精神神経学雑誌』***54***, 566.

133) 鷲見たえ子（1960）「幼年期精神病の臨床的研究—精神分裂病との関連についてー」『精神神経学雑誌』***62***, 521－541.

134) 高木隆郎（1980）「児童期自閉症」黒丸正四郎, 新福尚武, 保崎秀夫編『現代精神医学大系7B　児童精神医学Ⅱ』(pp.3－37) 東京, 中山書店.

135) 高木隆郎（2001）「私の児童青年精神医学—学会の發足にかかわって—」『児童青年精神医学とその近接領域』***42,*** 363－380.

136) 高橋彰彦（1960）「精神薄弱児の精神症状（自閉性）について」『児童精神医学とその近接領域』***1***， 50－57.

137) 種村季弘（1983）『謎のカスパール・ハウザー』東京, 河出書房新社.

138) Tredgold, A.F. (1920). Mental deficiency. New York, William Wood.

139) Trent, Jr., J.W. (1995). Inventing the feeble mind: A history of mental retardation in the United States. Berkeley and Los Angeles, University of California Press. 清水貞夫, 茂木俊彦, 中村満紀男訳（1997）『精神薄弱の誕生とその変貌—アメリカにおける精神薄弱の歴史—, 上 , 下』東京, 学苑社.

140) 内沼幸雄, 松下昌雄訳編（1976）『パラノイア論』東京, 医学書院.

141) 内村祐之（1972）『精神医学の基本問題—精神病と神経症の構造論の展望—』東京, 医学書院 .

142) 海原徹（1991）『教育学—歴史・理論・課題—改訂版』京都, ミネルヴァ書房.

143) Vaillant, G. (1962). John Haslam on early infantile autism. *American Journal of Psychatry,* ***119***, 376.

144) Volkmar, F.R., Lord, C., Baily, A. Schltz, R.T. & Klin Ami (2004). Autism and pervasive developmental disorders. *Journal of Child Psychology and Psychiatry,* ***45***, 135－170.

145) 若林愼一郎（1974）「幼児自閉症の折れ線型経過について」『児童精神医学とその近接領域』15, 215－230.

146) Waltz, M. & Shattock, P. (2004). Autistic disorder in nineteenth-century London: Three case reports. *Autism,* ***8***, 7－20.

147) Wing, J.K (1976). Kanner' s syndrome: A historical introduction. In Wing,L. (ed.). Early childhood autism, second edition (pp. 3－14). Oxford, Pergamon.

148) Wing, L. (1981). Asperger's syndrome: A clinical account. *Psychological Medicine,* ***11***, 115－129.

149) Wing, L. (1996). The autistic spectrum: A guide for parents and professionals. London, Constable.

150) Wing, L. & Gould, J. (1979). Severe impairments of social interaction and associated abnormalities in children: Epidemilogy and classification. *Journal of Autism and Developmental Disorders,* ***9***, 11－29.

151) Witmer, L. (1920). Don: A curable case of arrested development due to a fear psychosis the result of shock in a three-year-old infant. *Psychological Clinic,* ***13***, 97－111.

152) Wittgenstein, L. (1922). Tractatus logico-philosophicus. London, Routlede and Kagan Paul. 奥雅博訳（1975）「論理哲学論考」『ヴィトゲンシュタイン全集１』（pp.3－120）東京, 大修館書店.

153) Witttgenstein, L. (1953). Philosophical investigation. Oxford, Basil Blackwell. 藤本隆志訳（1976）「哲学探究」『ヴィトゲンシュタイン全集８』東京, 大修館書店.

154) World Health Organization (1992). The ICD-10 classification of mental and behabioural disorders: Clinical descriptions and diagnostic guidelines. Giniva, World Health Organization. 融道男, 仲根允文, 小見山実監訳（1993）「ICD－10　精神および駆動の障害」『臨床記述と診断ガイドライン』東京, 医学書院.

155) Wolff, S. and Chess, S. (1964). A behavioural study of schizophrenic children. *Acta Psychiatrica Scandinavica,* ***40***, 438－466.

156) Ziehen, M.J. (1908). Psychiatrie für Ärzte und Studierende Bearbeitet, 3 auflage. Leipzig, Hirzel.

157) Zilboorg, G. (1941). A history of medical psychology. New York,

W. W. Norton. 神谷美恵子訳（1958）『医学的心理学史』東京，みすず書房.

158）Zimen, E. (1990). Der Wolf: Verhalten, Okologie und Mythos. Munchen, Knesebach & Schuler. 今泉みね子訳（1995）『オオカミ―その行動・生態・神話―』東京，白水社.

159）Zingg, R.M. (1940). Feral man and extreme cases of isolation of individuals. *American Journal of Psychology*, ***53***, 487－517. 大沢正子訳（1978）「野生人と極端に孤立した環境で育った諸事例」中野善達監訳『遺伝と環境』(pp.122－182). 東京，福村出版.

160）Zingg, R.M. (1942). Feral man and cases of extreme isolation of individuals. In Singh,J.A. and Zingg,R.M. Wolf-children and Feral man. New York, Harper. 中野善達，福田廣訳（1978）『野生児の世界』東京，福村出版.

著者紹介

石坂好樹（いしさか　よしき）

昭和23(1948)年，兵庫県に生まれる。

昭和48(1973)年，京都大学医学部卒業。その後，京都大学医学部附属病院精神科で卒後研修を受け，公立豊岡病院および京都大学医学部附属病院の勤務を経て，平成15(2003)年から京都桂病院精神科に勤務している。専門は臨床精神医学，児童青年精神医学である。

主な著作:『精神療法の基礎学序説―こころの病とその治療の構造的解明にむけて』（金剛出版），『月光のプリズム―心理療法からみた心の諸相―』（星和書店）など。

主な訳書:クリスプ『思春期やせ症の世界―その患者と家族のために―』（共訳，紀伊國屋書店），J.G.ガンダーソン『境界パーソナリティ障害―その臨床病理と治療―』（共訳，岩崎学術出版），S.ギャベル，J.オスター，S.フェファー『治療をみだす子どもたち』（共訳，星和書店），F.ハッペ『自閉症の心の世界―認知心理学からのアプローチ―』（共訳，星和書店）など。

自閉症考現箚記

2008年２月17日　初版第１刷発行

著　者　石　坂　好　樹

発行者　石　澤　雄　司

発行所　株式会社　星　和　書　店

東京都杉並区上高井戸1-2-5　〒168-0074

電　話　03(3329)0031（営業部）／03(3329)0033（編集部）

FAX　03(5374)7186

URL　http://www.seiwa-pb.co.jp

　Printed in Japan　ISBN978-4-7911-0654-7